いのちと家族の絆

がん家族のこころの風景

ホスピスチャプレン
沼野尚美
Numano Naomi

明石書店

まえがき

一九九五年一月十七日、私は自宅で阪神淡路大震災に遭いました。当時勤務していた神戸の病院には、家屋の下敷きになった方や怪我をされた方が、やがてたくさん運ばれてきました。そんな方々の中で、入院し治療を受けている最中にもかかわらず、まだ十分に回復されていないのに、早く家に帰りたいと言われる人が多くいました。通常ならば、もう少し入院をしていたいと願う人が多いのに、家が潰れて帰るところがないのに、家に早く帰ることを望まれたのです。

それはなぜでしょうか。当時、午前五時四十六分の大地震のあとも、余震が続いていました。万一、またもや大きな地震が起こったらと、誰しもが恐れていました。

三十代の女性の患者さんはこう言われました。

「こんなときに、家族がバラバラなのはよくないです。死ぬんだったら家族と一緒に死にたい。だから早く家族のいるところに帰りたいです」

あの当時、私にも同じ思いがありました。万一、死ぬことになるなら、家族と同じ場所にいたいと。地震後、しばらくの間、仕事とはいえ、遠方に講演旅行に行くことができませんでした。家族と離れることが怖かったからです。

危機状況に直面したとき、はっきりとわかることがあります。それは何が大切なのか、自分にとってなくてはならぬものが何なのか、が明確になるということです。

大切なもの、それは家族です。

私は現在、ホスピスで末期がん患者さんとそのご家族、そしてスタッフたちの心のケアを担当しています。この仕事に長く携わってきて、たくさんの病める方々とそのご家族にお会いしてきました。

病気のために命の危機を感じておられる方々も、家族の尊さをしっかりと認識されています。そして今さらながら、家族とのかかわりはこれでよかったのかと、最期の日々、振り返っておられるのです。

六十代の男性の患者さんは、仕事で海外勤務が長く、赴任先も次々と変わるために、単身で出かけるようになり、家族とずっと一緒に生活してきたわけではありません。単身赴任先でのエピソードを語られることもありましたが、家族との時間を取り戻すための外出・外泊での話にはとくに熱がこもっていました。「今度の外泊時には、私が料理して家族に食べてもらおうと思っている。単身赴任での生活で料理の腕を磨いたからな」と言われ、メニューを見せてくださいました。

それはなんと、フルコースではありませんか。毎日ベッドに横になっている方が、こんなにたくさんの料理をお作りになれるのかしらと心配になりましたが、その方は実に楽しそうに計画されているのです。やがて外泊を終えて帰ってこられたときもうれしそうでした。子どもたちが手伝ってくれたこと、みんながおいしいおいしいと言って食べてくれたこと、家でみんなで食事ができたこと、食事中にいろんな話ができたことを楽しそうに報告してくださいました。

考えてみれば、ごくあたりまえのことの中に人の幸せがあるのかもしれません。「家族との団欒《だんらん》」。これが鍵ではないでしょうか。

もう長く生きられないと悟ったとき、人は多くを望まず、もっとも必要なものだけを強く求めます。それが家族との団欒であり、家族からのやさしさです。

今の時代は、社会に出ている大人たちも、学業に励んでいる子どもたちも、忙しい日々を送っています。家族はいてあたりまえで、ほうっておいても大丈夫と思っている私たちです。だからこそ、一緒に考えてみませんか、家族の絆について。

本書には、私が患者さんや家族の方から分かち合っていただいた、いのちをめぐる家族の絆の物語がちりばめられています。この本を手にとってくださった読者のみなさまにとって、本書が家族とのかかわりについて考えるよき機会になればたいへんうれしく思います。

いのちと家族の絆

目次

第3章 残された時間を充実させるために

第6章 ◈ 人はかかわり、生かされる

第7章 ❖ マザー・テレサが教えてくれた

第1章
人生の困難と向き合うとき

人生の中で思うように生きられないことがあります。順調に生きている途上で病気になること、事故に遭うこと、災害に遭うことも、その一つです。

「こんなはずではなかった」と私たちは人生の中で何度思わなければならないのでしょうか。立ちはだかる壁しか見えないとき、私たちはどう自分を支えたらよいのでしょうか。現実を変えることができないとき、人は、どのようにして、希望を持つことができるのでしょうか。

人生の逆境の中で苦悩するとき、人は考えめぐらし、どのようにしたら現実を受け入れられるのかと、その道を探ろうとします。現実を拒否しても、現実から逃げても、心は決して楽にはなりません。

変えることのできない現実をどのようにして受けとめて生きるかを、病める方が教えてくださいました。壁の外を見ることを。

外の様子を伝えた患者

ある整形外科病棟でのお話です。首から下が麻痺をしているために、毎日毎日同じ天井を見上げて療養している患者さんが二人部屋を共有されていました。窓際の患者さんだけは、なんとか視野を広げると外の風景を見ることができました。それでその方は、隣の患者さんに、毎日外の様子を伝えていたのです。

「今日の雲は、もう秋の雲ですよ。今日は飛行機がよく飛ぶな。そろそろ長袖の人がふえてきましたよ。外は少し肌寒いのかもしれません……」

ところが外の様子を中継していたその患者さんの状態が悪化し、個室に運ばれていってしまいました。

新しい患者さんをお迎えするために、ナースがベッドメイキングをしていたとき、隣の患者さんが勇気を持ってナースに尋ねました。

「あのう、もし可能ならば、窓際のベッドに移りたいんですが。そこのベッドに誰か来られる予定になっているんですか」

するとそのナースは、「いいですよ。別に予定はありませんし、いつでも入院していただけるように準備をしていただけです。わかりました。午後の時間が作れるときに、窓際に移してさしあげたいと思います」と言いました。

その患者さんはうれしくてうれしくて、今度は自分が外の風景を見ることができる、同室の方に自分が外の様子をお伝えすることができるんだと喜んだのです。

午後のある時間に、そのナースは約束通りやって来ました。ほかのナースも連れてきて、その患者さんのベッド移動が始まりました。念願の窓際のベッドに移してもらい、ナースたちが帰ったあと、さて外を見てみようと努力をしてみるものの、何も見えないのです。久しぶりの青空、雲、木々、空飛ぶもの、世間の人の姿を実際に見るのを、どんなに楽しみにしていたことでしょう。でもどんなに目をこらしても、本当に何も見えないのです。これはどうしたことでしょうか。

実は窓の外にはもう一つの建物が間近に立ち、もともと何も見えなかったのです。それでは、中継してくださっていた前の患者さんは、何を見ておられたのでしょう。

社会とつながっていたい

入院されている患者さんが時々言われます。

「元気だったときのことが、遠い昔のように感じる」

入院をするということは隔離されることを意味します。社会生活から断絶されてしまった気持ちになります。短い入院の場合は、社会とのかかわりがない日々も、それほど気になりませんが、長期入院になると、社会の流れからとり残されている寂しさも感じます。そんなとき、社会の風を運んでくれる人が必要です。ホスピスのボランティアさんたちは、その役割をしてくださっています。

病気になっても、社会の一員であることを忘れてほしくないのです。社会に関心を持ててこそ、自分が自分らしさを保持することができます。外の様子を知らせてもらっていたあの患者さんは、そのことによって支えられていたのです。

患者さん方の「病気であっても、病人になりたくない」という言葉も、よくお聞きしてきました。「入院してしまうと本当の病人になってしまう」と言って、早く退院して在宅療養をしたいという方もおられます。入院の何がそう思わせるのだろうと、患者さんとそのことについてよく話し合ってきました。

患者さんがおっしゃるには、入院していると、やってくる医療者は「どこか痛いところ、苦しいところはありませんか。眠れましたか。便は出ましたか。食事はどれくらいとられましたか」とだいたい同じことを聞いてきて、話題は体のことになってしまう。思いは体のほうに集中してしまい、病気のことばかり考えるはめになる。入院していると適当な気分転換の方法もないというのです。

私はドクターやナースではないし、病院で白衣を着て仕事をしていないからでしょうか。患者さん方から「病気の話はしないでほしい。外からさわやかな風を運んできてほしい。外の話題を楽しく伝えてくださったら最高かな。面白い話をたくさん持ってきてほしい」とよく言われてきました。病気であることを忘れられる瞬間が、病める人には必要です。そして自分の体のほうへ思いが集中しているとき、外へ目を向けさせてくれる何かの援助が大切になってきます。

「病室にいると、暑いのも寒いのも、わからないわね」と言われる方に「八月なのに、コスモスが咲いているんですよ。朝夕は秋のように涼しいのです」と話しかけると、話に乗ってこられます。主婦の方に野菜の値段をお伝えすると、主婦感覚を取り戻したように、活気よく話されます。元気だった頃の仕事の話や趣味の話は、できない今となっては、話題にするのはイヤという人はいますが、日常性や社会性を感じる話は、社会の一員としての自分自身を保つためにも必要なため、できるだけ伝えるようにしてきました。

世間を中継してくれる人が、入院中の方には必要です。

やっと自由になれる

さて、病院の窓から外を見たとき、外はいろんな姿に見えます。時間の問題で完治することがわかっている場合は、外の様子は楽しくも見えますし、自分でもすぐに外へ出て生活することになるので、社会に戻ったときの生き方をめぐって考えるきっかけを作ってくれます。

しかし、末期状態の患者さん方はどうでしょうか。四十代の女性の患者さんは、病室から人の姿が見えると、羨ましくてたまらないと言われます。「私も元気なときは、買い物に行ったり、仕事に行ったりしていたのにね。今病室から、元気な人が普通に生活をしているのを見ると、とても羨ましく思ってしまう」と言うのです。ただ、幼稚園や小学生の子どもたちの姿は、なごみになっていることがあります。子どもを見ると自分の子どもを思い出して、複雑な気持ちになる人もいますが、子どもの姿を見て、競争心を持つ大人は少なく、罪のない愛くるしい姿に病める人の心も安らぐということはあります。

旅立ちが近づいて来ると、外の見方も変わってきます。元気になって外へ出ることはもうない、と思った三十代の女性の患者さんは、死んだらここから出られる、自由にはばたいて好きな所へ行けると考えるようになりました。外にまた出られる。自由になれる。生きていたいけれど、体の苦しみが増すと、死んで楽になりたいとも思うようになります。そんなとき、外の風景は、自由になれる空間に見えてきます。

三十代のその患者さんが息を引きとったとき、彼女の思いをよく知っておられたお父さんが、病室の窓を開いて、大きな声でこう叫ばれました。

「あきこ、もう自由になれたぞ。好きな所へ飛んで行きなさい」

人生の壁の外を見ること

窓際の患者さんは、本当は何も見えないのに、同室の患者さんに外の様子を中継していました。その方には何が見えていたのでしょうか。

隣の建物の壁しか見えないはずなのに、その方は、壁の外を見ていた。見ていたというより、想像する力を持っていたのでしょう。壁という困難にぶつかったとき、何を想像することができるかで、生き方は変わってきます。現実の厳しさだけを見つめていると、不可能なことばかりを確認することになります。困難なことしか見えていないと、そこには希望がありません。壁が立ちはだかっているので目の前が真暗になり、怖くなります。思いは消極的になり、活気がなくなって、自分らしくあるための自分を失ってしまうことになります。

二十歳の看護学生さんが入院してきました。彼女は自分ががんであることも知っていましたし、いまや治療方法がなく、自ら希望してホスピスに来ました。ホスピスのことは、学校の授業で学んだと言っていました。この若さですべてのことを知って療養するということは、外を見ようとしても壁しか見えないはずです。意気消沈して嘆いてもいいはずなのに、彼女はたんたんと毎日を過ごしていました。

ある日、二人でしゃべっていたとき、彼女はこう言いました。

「もし、私がこの病気を克服できたら、私、ちょっとないぐらいすごいナースになれるような気がするんだけれどな」と。得意気に、にんまりとしながら言ったのです。壁があっても、困難だらけでも、彼女は万一病気が治ったら、すばらしいナースになれる自分の姿を想像し、自分を支えていたのです。

今の自分の苦しみを乗り越えたら、何が待っているのかを想像できる人は幸いです。

十六歳の女の子が入院してきました。彼女も自分の病気が末期がんであることを知っていました。友だちからの手紙に一通ずつ返事を書くような、友だちを大切にしている高校生でした。元気になって、もう一度キャンプに行きたいと入院当初は言っていましたが、体が少しずつ悪化しているのがわかるのでしょう。彼女の思いはやがて、死という壁を越えた世界へと目を移すようになっていきました。がんになる少し前に、洗礼を受けて、彼女はクリスチャンでした。まだ幼い信仰でしたが、彼女は死をもってすべてが終わりでないこと、さらに続く永遠の世界があることを知っていました。自分は一足先に旅立つけれど、またみんなと会えると想像できることは、彼女の心の支えとなりました。「また再会しようね。だから私がいなくなっても、悲しみすぎないでね」と残される家族や友人に手紙を書き、配慮ができるほどでした。

厳しい現実の中で、想像力を持てることは自分を救ってくれます。追いこまれても追いこまれても、壁の外を見る想像力が自分を救い、周りの人を救うのです。二人部屋の窓際の患者さんがされたことは、まさしく自分と周りの人に希望を与えた行為でした。

大丈夫。なんとかなる

それでは、困難の中で、それを越えた希望を見るためには、何が助けになるのでしょうか。

一つは、確信です。必ずこうなると想像できることです。必ずこの山を越せる、必ずこのトンネルから出られる、必ず逃れる道が与えられると信じることができることです。確信は、信じ切る信仰や人生の中での小さな体験によって、やがて大きな体験をも乗り越えることができるという自信から生まれます。

阪神淡路大震災のとき、多くの方々が、家族や家、そして仕事を失いました。一夜にして大きな困難を抱えてしまったのです。現実につぶされそうになっているとき、一人の高齢者の方が避難所でこう言われました。

「第二次世界大戦のときも大変だった。あのときのほうが大変だったかもしれない。でもなんとかなって、今まで生きてこれた。だから今回も大丈夫。なんとかなるでしょう」

過去の苦労が生かされ、乗り越える確信を、その方に持たせていました。そして体験者の確信ある言葉は、当時、避難所にいる人々の心を明るくしました。

信仰心を持っている人も、確信できるものを持っています。

キリスト者たちは、聖書の言葉を心にとめて生きています。

「神は真実な方です。あなた方を、耐えられないような試練にあわせることはなさらず、試練と共に、それに耐えられるよう、逃れる道をも備えていてくださいます」

（コリントの信徒への手紙一　第十章十三節）

どんなに大きな試練を身に受けるようなことがあっても、それは耐え切れないものではないこと、それによって、自分は決してつぶれてしまわないということ、そして、必ず逃れる道も与えられるという神様からのお約束に、キリスト者たちはいかなるときも、励まされてきました。聖書の言葉が、神様からの裏切られない約束であり、必ずそうなると確信することで生じる希望があります。そして死に至るまでだけでなく、死後の世界や遠い未来に関してまでも、慰めや励ましに満ちた約束の言葉が聖書にはたくさん書かれています。

そして希望を与えてくれる確信は、人と分かち合うことによって、強められていきます。ですから、キリスト者たちは、自分の信仰の体験を他者と分かち合うことを大切にしてきました。

ユーモアに救われる

二つ目は、ユーモアのセンスです。困難の中で、少し違った角度で現実を見てみること、そして、温かい表現で語ってみるとき、人は困難を越えた世界を想像することができます。

ある日の午前中、親しくしていた三十代の女性の患者さんのところにうかがうと、「今朝は四時に目がさめてしまったので、両親と妹に手紙を書いたの」と言いました。そのとき、彼女の横顔がとても寂しそうに見えました。「私、もうそんなに長く生きられないような気がしてきた」と言うので、「ねえ、一つだけ私のお願い聞いてくれるかな。約束してくれるかな。私が死ぬとき、必ず迎えに来てね」と頼むと、急に、にっこりと笑って、「迎えに来てあげるわ」と言ってくれました。

そして彼女は「私は若くして旅立つので、若さをキープできるのよね。沼野さんはおばあちゃんになってきたら、ちょっと差がつくわよ」とにやっと笑って言いました。私たちはそのときの再会を想像して、思わず笑ってしまいました。本当はとっても深刻な場面で、とっても寂しい場面のはずなのに、彼女のユーモアのある表現で、私の心は温かくなりました。そして私たちは死ですべてが終わってしまうのではないという考えを共有し、死を越えた再会のイメージを分かち合って楽しみました。ユーモアは、人に温かいイメージを与え、人の心に安らぎを届けてくれます。

友人の真美さんが旅立ってしまって四十日がたとうとする頃、彼女からハガキが届きました。生前彼女自身が自筆で書き上げたものを、ご主人様が死後、ポストに入れてくださったものでした。

受け取ったとき、彼女はもうこの世にはいないということがわかっているだけに、そして寂しさを感じていただけに、彼女からのお便りと思うと、とても複雑な不思議な気持ちになりました。ところが、文面を見て、にっこりしてしまいました。なんというユーモアでしょう。

ハガキには、「転居のご案内」と書かれ、以下の文章が自筆で記されていました。

この度　私、空の上へと引っ越しいたしました。下のながめは最高！
ビューンビューンと　どこへでも行けます。世界一周の旅に出ようと思っています。わくわく♥
こちらでも　のんびり　ボチボチ　楽しむつもり……。
こちらには　ゆっくりゆっくり急がずに　おいでくださいまし。先輩として　楽しい　おもしろい事　いっぱいいっぱいさがしておくからネ……。
では、みな様、さようなら。
転居先　　空の上
○月○日
真美

この文面を見て、空の上で生活をしている彼女を想像することができました。旅立ってしまったと寂しく思っているとき、彼女が残してくれたユーモアあふれる文面に心がなごみ、私の思いは空の上に飛びました。ユーモラスな彼女のお便りのおかげで、現実の悲しみを越えて、楽しい風景を想像することができました。そして何よりも真美さん自身が、自分の旅立ちをこんな風に考えて、想像していたことを知ってうれしくなりました。しっかりと自分の命を大切にして生き切ったお姿も立派でしたが、残された者にこんな心温まる配慮ができた彼女の生き方に、心打たれました。

次はあなたの番です

患者さんとお話ししているとき、「あなたは元気でいいわね」と言われることがあります。元気なあなたが羨ましいと言うのです。

自分の病気はもう治らないことを知っておられ、もう長く生きられない方にとって、元気な人はどのように見えているのでしょうか。自分にも元気な日々があったことを、思い出しておられるのでしょうか。もう一度、元気になりたかったなと思っておられるのでしょうか。自分が元気で生活していたときのことが、遠い昔のように感じると言った人もおられ、元気な人と、病気の自分の間に、隔たりを感じている人が多いようです。

ところが、この隔たりを越え、羨ましさを捨てて、心に残る言葉をおっしゃった患者さん方のことは、忘れることができません。

六十代のＨさんは、お元気な人生を送り、男性社会の職場で女性はＨさん一人でしたが、バリバリと仕事をこなし、独身を通して生きてこられました。そして、生まれて初めての入院が、今回の入院でした。病気が見つかったときにはすでに手遅れ状態だったため、Hさんはホスピスを希望して入ってこられていました。

Hさんは、痛みがやわらいでいる日は、かつて働いていたときのことや兄弟の話を、ユーモアを交えて楽しそうに分かち合ってくださいました。ご自分の人生を、悔いがないかのように一生懸命生きてこられたからでしょうか、気分的なムラがなく、どっしりとしておられるのです。少しずつ悪化している体調の変化は、きっと感じていたにちがいありませんが、Hさんは取り乱すことなく、静かに現実を受けとめておられるように見えました。

だんだんとお話するのが苦になりかけてきた頃、Hさんはこう言われました。

「私が死んでいくのを、しっかり見てください。次はあなたの番ですよ」

私の心にずっしりと重く響く言葉でした。「私に元気な日々があったように、あなたにも死ぬ日が来るのよ」と言われているような気持ちがしました。誠にその通りです。今は元気でお世話をさせていただく側におりますが、確かに、私にも死ぬ日が来るのです。その日のために、自分の死んでいく姿を、その過程をしっかり見ておきなさいという言葉は、なかなか簡単に言えるものではありません。

三十代後半のTさんも、当時二十代だった私に、言われました。「私、これからどうなって死んでいくのかわからないけれど、その様子をお見せするから、よく見て、役に立ててね」。

Hさんも Tさんも、自分の身をもって、最後の日々、「しっかり死ぬ」ことを教えてくださいました。

だから今を大切に生きる

元気な人が羨ましいという気持ちを越えたとき、あなたも死ぬんだよと教えてくださいます。

三十年前から病院で勤務するようになり、とくにホスピスで仕事をするようになってから、「あなたは生きる人」「私は死ぬ人」という区別を越えた一体感が生まれてきます。

患者さん方からの言葉に、どきっとする場面がふえました。毎日見ている現場での姿は、明日のわが身の姿だよと、言われているような気がするのです。

二十七歳からホスピスで働くようになり、私もいつの日か死ぬんだなと、二十代、三十代は漠然と思っていました。ところがやがて入院してこられる患者さん方の年齢が同じぐらいだったり、私よりも若い方もふえてくるようになり、「あなたも死ぬんだよ」という患者さんからのメッセージを、以前よりもさらに重く受けとめるようになりました。

病める方が、親しみをこめて「私が死んでいく過程をしっかり見て、役に立ててよ」と言われる言葉の中に、人は最後まで他者のためにお役に立てることを見つけようとしている思いを感じています。自分の生き方、死に方から、周りの人々にメッセージを送れる人は、どんな生き方を今までしてこられたのでしょう。

自分の死を考えることは、やはり寂しいこと、悲しいことです。信仰を持っていても、天国を信じていても、この世をやがて終えることを考えることに、複雑な思いを持ちます。患者さんとお話しているとき、「命には限りがある」ということが、なんとなく互いの共通点になっていきます。そして、元気な者に「今を大切に生きてください。元気なうちに、今をどう生きるかを考えてくださいね」となにげなく伝えてくださっているのがわかります。

「命には限りがある」ということを、私たち、教えてもらうというより、人生の中で悟ってきました。大切なことは、その限りをどう生きているかということです。

HさんやTさんからいただいたお言葉は、年々私の心の中で、重みをましています。

第2章
病める人の心に寄り添う

私は長年、ホスピスで心のケア担当者として、末期がん患者さんの心の叫びとかかわってまいりました。病める方の心の叫びは、奥が深く、また、一人一人、死と向き合ったときに思うことは、必ずしも同じではありません。しかし共通する思いもあると感じてきました。

家族の方には、元気だったときのその人を理解していたはずなのに、病気になってしまったその人と、どう向き合ったらよいのかわからないという苦しみがあります。

医療者にとっても、ターミナルケア（終末期ケア）を提供するとき、どう配慮したらよいのかと戸惑ったり、悩んだりします。

病める方には、家族と医療者の両方の援助が必要です。

この章では、病める方の心の叫びを代弁するようにご紹介したいと思います。叫びにこめられた思い、周りの人々の向き合い方について、お話させていただきたいと思います。

自分らしさを失うのが怖い

私が高校一年生のときのことです。ある土曜日の午後、親友と下校をしておりました。その友人に、「明日の日曜日は何をする予定？」と尋ねました。友人は、「そうね、久しぶりに部活がないから、おじいちゃんのお見舞いにでも行こうかな」と言ったのです。それで「おじいちゃん、病気なの？」と問いかけると、「胃がんなんだ」と友人はあっさり言いました。「がん」という病名を聞いたのが、私の人生でこのときが初めての瞬間でした。当時、私はがんがどんな病気なのか、よく知りませんでした。友人の言い方に悲壮感はなく、重い病気というイメージを持たなかった私は、友人に「病気のときぐらいおじいちゃんにやさしくしてあげてね」と言うと、友人も「そのつもり」と明るく返答してくれました。

翌日の日曜日、昼近くまで寝ていた彼女は、家に取り残されていて、家族は商売に出かけていました。食事をとって、彼女は病院に一人で行きました。おじいちゃんの病状を何にも聞かずに、一人で会いに行ってしまったのです。病院に着いて、入院している病棟までは知っていましたので、その病棟の廊下を歩いて、自分でおじいちゃんの病室を見つけました。ノックをして返事も待たずに病室に入り、いつものおじいちゃんが待っているとばかり思って、「おじいちゃん、来たよ」と言いながらカーテンをあけて見てしまったおじいちゃんの姿は悲惨でした。

おじいちゃんはベッドの上で、胃を押さえるようにして、体をくの字に曲げ、苦しみのたうち回っていました。彼女はびっくりしてしまって声も出ず、ボーっと見ていると、おじいちゃんが彼女の存在に気づき、初孫が一人で来ているのを見て、懇願するように叫んで言われました。

「包丁を持ってきて、おじいちゃんを突き刺してくれ。もうお前にしか頼めないんだよ。頼むからおじいちゃんの言うとおりにしてくれ」

彼女は苦しんでいるおじいちゃんを目《ま》の当たりにして、自分がどうしていいのかがわからなくなり、放心状態でじっとしていると、おじいちゃんがさらなる勢いをもって、怒鳴って言われたのです。

「そこでボーっとするな。さっさとおじいちゃんの言うとおりにしてくれ。早く楽にしてほしいんだよ」。おじいちゃんの乱暴な言い方に初めてふれて、彼女はそれもショックでした。だんだんと、おじいちゃんと一緒にいるのが怖くなって、彼女は走って家まで帰ったというのです。

月曜日に再会したとき、彼女はこのことを泣きながら話してくれました。そして最後にこう言ったのです。

「おじいちゃんが別人のようで怖かった」

この言葉は私の記憶に深く残りました。というのは、がんってなんと恐ろしい病気なんだろうと、彼女の言葉で確信したからです。

昔、人々はがんだけにはなりたくないと言いました。ところががんになって死ぬのも悪くないという考え方も、最近では耳にします。つまり、がん特有の苦しみが回避できるならば、死ぬまでの準備が意識的にできるがんという病気は、まんざら悪くはないということです。

人間にとって一番つらいこと苦しいこととは何でしょうか。実は死ぬことではないのです。死が最大のテーマではありません。死ぬことよりつらいことがある。それは、自分がなくなること、自分でいられなくなることです。近年、認知症も大きな課題となってきています。自分という人格を失うことは、どんなに恐ろしいことでしょう。かつてがんは、その特有の痛みや不快な症状のゆえに、自分らしさを失ってこの世を去る病気でした。

友人が言った、「おじいちゃんが別人のようだった」という言葉に表現されているように、自分らしくあり続け、自分らしく死ぬことができなかったがゆえに、人々から恐れられている病でした。

緩和ケアの貢献

ところが緩和ケアのおかげで、近年、がんの痛みや症状がやわらげられるようになり、苦しみのゆえに、大切な自分の人格がゆがめられることは少なくなりました。たとえ死ぬことがあっても、残りの日々を自分らしく生きることができるのです。体の苦しみのために投げやりになっていた方が、苦しみがやわらぐことによって、テレビを見たり、本や新聞を読んだり、手紙を書いたりして日常生活を取り戻し、家族と温泉でも行こうかなと、楽しみごとを計画する気持ちになれる姿をホスピスで見てまいりました。体の苦しみのために笑みが消えていたお顔に、笑みが戻るのです。緩和ケアは、がんそのものを治療することではありませんが、苦しみをやわらげる作業は、がん患者さんが自分らしく生きることに大きな貢献をしています。

友人のおじいちゃんのような苦しみ方は、三十七年たった今、ホスピスでは見ることはありません。

緩和ケアのおかげで、がん特有の痛みや症状をやわらげられるようになり、病める方々は穏やかで静かな時間が持てるようになりました。静かな時間が持てるということは、体がのたうち回っていたときには、決して見つめることができなかった内面の世界を、見ざるをえなくなったということでもあります。つまり、体の苦しみが楽になってベッドの上で同じ天井を見上げていると、人は何を考えることになるのでしょう。自分の病気のこと、これからのことを考えたり、自分の人生の出来事を思い出して、複雑な気持ちになったりするということです。体が楽になると、心に思いを馳せることができるようになります。病める方々は、迫り来る自分の死やさまざまな心の葛藤と向き合って、残りの日々を送らなければならなくなっているのが、近年の姿です。

つまり、緩和ケアによって痛みや不快な症状がコントロールされるようになり、病める方々は、自分らしく過ごせる時間と自分の心と向き合って生きる時間を持つことになったのです。

それゆえに、病める方の心の葛藤や叫びにかかわること、つき合っていくことは、医療者にとっても、家族にとっても、大切な課題です。生命の危機を感じておられる病める方の心の底からの叫びに、どう寄り添ったらよいのかを考えてみましょう。

病める人と家族の思いのすれ違い

六十代のOさんは、趣味でガーデニングをされていました。花の種や球根を植え、実りを楽しみにしていたら、入院することになってしまいました。がんの再発のために、今回は積極的治療が望めず、緩和ケアを受けるための入院となりました。奥様はたびたび見舞いに来られ、

Oさんに庭の様子を伝えられるのです。花が咲くようになってからは、花の写真を撮って持ってこられていました。

「あなたが種をまいた花は、こんなにきれいに咲き乱れていますよ」と写真を見せると、Oさんは、何度も何度もその写真をながめて、やがて奥様に言われました。

「家に帰って、庭の花たちを見たいな」と。

写真ではなく、実物をこの目で見たいというのです。日に日に弱っていくOさんにとって、もう一度、家に帰りたいというこの願いは、本心であると感じた奥様は、すぐに主治医の先生とお会いしたいと、詰所にやって来られました。Oさんにもう一度家の庭を見せてやりたい、という奥様の願いに対して、先生は、「わかりました。おそらくこれが最後の外泊となるでしょう。なるべく早く予定を立ててOさんをお連れになってください」と言われました。

奥様は地方にいる子どもたちに連絡をし、その週末、子どもたちも集合して、Oさんの一泊二日の外泊が実現しました。家に帰ったOさんは、息子さんの背中におぶられて、大好きな庭を何度も見ることができました。久しぶりに家族全員が集合し、自宅で過ごすことができたのです。何のトラブルもないよい時間を持つことができ、Oさんは喜びで一杯でした。

病院に戻る時間が近づいてきました。奥様はOさんを車に乗せ、いざ出発というとき、Oさんが言われたのです。

「病院に戻る前に、公民館に寄ってくれないかな。今日は将棋同好会の日なんだ。もうぼくは指さないけれど、仲間のみんなが将棋を指しているのを見たいし、みなさんにも挨拶しておきたいしな」

すると奥様は心配そうに、こう言われたのです。

「あなた、今のあなたは一日に二つのことをするのは無理なのよ。だから今日は病院にすぐに戻りましょう」

Oさんは、あれよあれよという間に、奥様の運転のもと、病院に連れ戻されてしまいました。病院に戻ってこられたOさんに、ナースたちは次々に、「お庭のお花はきれいでしたか」「お庭を見て楽しんでこられましたか」と声をかけました。ところがOさんがその日言い続けられたのは、「公民館に寄れなかった」という言葉でした。

家族のメンバーが、手遅れのがんになったとき、もうそんなに長く生きるのはむずかしいということがわかったとき、家族には家族の気持ちというものがあります。それは、完治できないのなら、命に限りがあるのなら、せめて細く長く生きてほしいという思いです。つまり病んでいるその人に無理をしてほしくないのです。しかし、病める人本人は、死と向き合い、人生の幕引きにあたって、しておきたいこと、しておかなければならないことがあります。その一つ一つを実行してみることでしか、持てない覚悟もあるのです。

病める方の願いが、家族にとって無茶な行為のように思えるかもしれません。Oさんの奥様にとっても、Oさんが公民館に行き、車からOさんを降ろして公民館のある集会場に連れて行き、さらにOさんが硬い椅子に座って、仲間の将棋を指す姿をながめるという光景を想像するだけでも、疲れさせてしまう、無理、無理、無理と思ってしまったというのです。しかしOさんにとっては、公民館に行ける機会はもうありませんでした。あのときが最後のチャンスだったのです。そしてOさんは、体でそのことを感じとっておられたようです。

ここに病める人の思いと家族の思いに違いがあります。

病める人が最後に望むこと

六十代のMさんは、趣味で風景の写真を撮っておられました。病室にご自慢のカメラをいくつか持ってこられ、ベッドの上でカメラを大切に磨いておられました。ある日、Mさんにお聞きしてみました。

「そのカメラで、いろんな風景を撮ってこられたんでしょうね。もう一度撮ってみたいなと思う場所って、あるんでしょうか」

すると、Mさんはすぐに「あります。インドにある山です」と言われました。お話をさらにうかがうと、名も知れぬその山は、なんと不便な場所にあることがわかり、今や病院の廊下をスリッパを引きずって歩いておられるMさんが、とてもその山に行けるとは思えませんでした。お見舞いに来られた奥様も途中から加わり、Mさんは奥様にもその山を見てほしいなと言い出されたのです。私は話がだんだんと具体化することに戸惑いを感じて、そっと病室を抜け出て詰所に戻り、スタッフたちに聞いてみました。

「Mさん、インドに行けるかな」と。

すると、スタッフたちはみんなびっくりした顔をして、「無理ですよ、行けるわけがないじゃないですか」と言いました。考える余地もないかのように、みんなはノーと言ったのです。可能性はもうないのかと、私は寂しい気持ちでMさんの病室に戻りました。Mさんは語れば語るほど、その山が恋しくなり、思いはつのり、奥様に向かって「その山にもう一度行きたいな。撮したいな」と言い続けられたのです。

奥様にとっても、きっと簡単には実現できないことぐらいは、わかっておられたと思います。そして今さらながら、こんな弱った体で大きな冒険をしてほしくない。残りの時間を家族とゆっくり過ごしてほしいとも思っておられたにちがいありません。おそらく心に葛藤を持っておられたことでしょう。でも奥様は、Mさんのたまらない願いを実現することが、死と向き合っているMさんにとってどれほど大切なことかを悟られたのです。そして言われました。

「あなた。行きましょう」。

私たちスタッフのほうが戸惑いました。現地で万一のことが起こる可能性も伝えられましたが、奥様はそれも引き受けてMさんを連れて行くと言われました。子どもたちも旅に加わることとなり、Mさんにとって人生最後の家族旅行となりました。カメラの道具を一式持っての旅行、そして交通の便のよくない道のりを想像して、Mさんの身の上を案じながら、お帰りをお待ちしたのです。五日間がどれほど長く感じたことでしょう。

Mさんは、想像していたとおりたくさんの体力を使い果たして、歩くのはこれで最後といわんばかりのフラフラした足どりで帰ってこられました。出発時よりさらにさらに痩せて、旅立ちが近づいていることを感じさせられました。しかし、輝いた笑顔で「ただいま」と言われ、ご自分の人生に納得できたかのような穏やかな表情で、スタッフたちに感謝の言葉を述べられたのです。

一緒に行かれた奥様に、後日旅中のMさんのご様子をうかがいました。Mさんは体のしんどさもあって、夜は眠りがとぎれ、ある早朝、奥様が目を覚ましてみると、Mさんはベッドに腰かけて、日の出をじっと見ておられたそうです。Mさんが愛した山に、太陽の光がまばゆいほどに光り、この世のものとも思えないほどの美しさに包まれた光景を、Mさんは一心に見ておられたそうです。奥様は、Mさんに声をかけようとされましたが、できなかったとのこと。その姿は、Mさんが自分の死と向き合って、その死を受けとめようとしている大切な時間のように思えたからで、あの姿を見て、奥様も本当の覚悟ができたと話されました。わざわざインドまで来た意味を、このときにしみじみと味わったのです。

Mさんは撮ってきた写真を、私たちに見せてくださり、病室の壁に貼り付けたインドの山々の写真を見ながら、旅立っていかれました。旅から帰ってこられて、九日目の日でした。

病める方にとって、納得して自分の死を迎えるために最後にやり遂げたいと思っていることをやり遂げることには、大切な意味があります。そして、病める方がそれを実行しようと思ったら、どうしても家族の理解と協力が必要なのです。それも家族メンバーの中で伴侶の役割の大きさを感じてきました。

細く長く生きてほしいという家族としての当然の思いを持ちながらも、さらに病める人の思いを理解しようと努力することは容易ではありません。しかし、失いたくない大切な人だからこそ、その病める人に最後に示せる真の思いやりとは何かを、考えてみる必要があるのです。

家族の間で謝ること

五十代のEさんは、この日ナースにベッドの上で体をふいてもらっていました。そのケアの間、家族の話になり、そのナースに自分の思いをぽろっと口にされたのです。

「一人息子がいるんだけれど、僕はいい父親になれなかったな」。そして、子育てにおいて後悔していることを、話し出されました。お聞きしていたナースは、その息子さんと一度もお会いしたことがなく、「息子さんはどこにおられるのですか」と問うたのです。

「千葉県にいるよ。実は来週、家族を連れて見舞いに来てくれるんだ」と言われるので、Eさんに「お見舞いに来てくださったとき、ご自分のお気持ちを息子さんにお話をしてみられませんか」とすすめてみたのです。Eさんは「そんなこと、気恥ずかしくて、とても息子には言えないよ」ときっぱりと言われました。

息子さん一家がやがて遠方から来られました。息子さんには、五歳の息子さんがいて、病室はにぎやかになり、Eさんはかわいい孫との時間を楽しまれました。夏休みを利用した三日間の滞在は、すぐに過ぎ去り、帰る日の朝、息子さんだけが病室にやってきました。やっと二人っきりになれた時間でした。息子さんの職場は経営が厳しく、少ない人材で仕事をこなしているために、たびたび休暇がとれず、次回いつ見舞いに来るよとEさんに約束してあげられないのがつらいと、息子さんは言われていました。そういう事情だけに、私は息子さんにお会いしたとき心が痛みましたが、こうお伝えしました。

「息子さんが次回お見舞いに来られたとき、今と同じ状態のお父さんがお待ちになっておられるとは限りません。だから大事なお話は今のうちにしておかれたほうがいいかもしれませんよ」

息子さんは新幹線の時間を気にしながらも、今、お父さんにできることは何だろう、今話しておかないといけないことは何だろうと思いながら、お父さんのそばにおられたのです。そんなときでした。Ｅさんも今、自分の気持ちを伝えておかないと、もうチャンスがないかもしれないと思われてか、素直な気持ちになって息子さんに言われました。

「小学校四年生のあの日のときのことを覚えているか。お前はあの日、お父さんはどうしてぼくの言ってることをわかってくれないのかと、泣いてお父さんをたたいて叫んでた。あのとき、お父さんはお前の将来のことを思ってあんな風に言い切って、お前の言い分を通さなかったけれど、今から考えてみるとあれはお父さんのエゴだったような気がしてな。お父さんこの頃、ベッドに横になっていると、昔のことをいろいろ思い出して、つらいんだ。いいお父さんになれなかったな、ごめんな」

息子さんはお父さんの言葉にびっくりして、

「お父さん、何言ってるの。ぼくそんなこと何とも思ってないよ。ぼくも息子を持ってみて、お父さんの気持ちがよくわかるようになったよ。そして、お父さんの子でよかったなと思っているから」

と言って、帰っていきました。

同日の夕方、Ｅさんの病室を訪問したとき、Ｅさんはうれしそうにこの話をしてくださり、アドバイスをしてくれたナースに会って報告したいと言われました。そのナースは、その日出勤していなかったので、翌日訪室してもらいました。Eさんはそのナースに言われました。

「息子に思いを伝えたら、息子が許してくれたばかりでなく、お父さんの子でよかったなんて言ってくれてうれしかったな。人間やっぱり、会って伝えないと、心に届かないものがあるもんな。息子の心に、自分の思いが届いたように感じて、本当にうれしかった。いいアドバイス、ありがとう」

家族に「ごめんね」と伝えることは、人生において大切なことです。家族ですから、お互いに気持ちはわかっているはずですし、一緒に生活している中で、なんとなくうやむやとなり、許せていることも多いのです。もうすでに許されているかもしれませんが、それでも「ごめんね」と伝えることは、必要です。

Eさんにとって、許されていることを旅立つ前に確認することは、穏やかな旅立ちの準備となりました。ましてや息子さんから「お父さんの子でよかった」という予期していなかったやさしい言葉までもらい、「息子の思いやりにふれて心が癒された」と言われていました。

息子さんにとっても、お父さんの誠実な気持ちにふれて、自分自身も素直な気持ちになれたようです。「お父さんとの絆を強めてお別れできたことは、その後の自分自身の歩みによい力となっています」と息子さんは言われていました。

「ごめんね」と言いたかった

六十代のBさんの旅立ちの日が近づいていました。奥様と面談室でお話していたとき、奥様が「こんなとき、私は何をしていたらいいのでしょうか」と問うてこられました。

「しなければならないことはたくさんありますが、まずBさんの意識がある間に、奥様の思いを伝えませんか。『ありがとう』『ごめんね』という言葉は、家族の間ではとくに大切なんですよ」とお伝えしました。

すると奥様は、「私は主人にたくさん謝らなければなりません。主人はやさしい、おとなしい人で、私はずいぶんわがままでした。あの人はこんな私を見捨てずに、私に寄り添ってずっと生きてくれました」と言われ、すぐに病室に戻ってベッドサイドに座り、Bさんに話しかけられました。

「私、わがままだったね。あなたの言葉に言い返してばっかりで、素直に聞こうとしなかった。時々あなたの心を傷つけるようなことも言いました。ごめんね。大きな心で私と一緒に生きてくださってありがとう」

Bさんは、しゃべる元気はありませんでしたが、奥様の話をじっと聞いておられました。そして、右手を布団の中から出して、奥様の頬をやさしくなでられました。「いいよ、いいよ、君の気持ちはちゃんとわかっているよ」と言っておられるかのようでした。

Bさんの奥様は、Bさんの死後、こう言われていました。

「夫婦の間で、ごめんねと言うのは、なかなか勇気のいることだと思っていました。元気なときは、張り合う気持ちもあってか、ごめんねと言ってしまうと、負けを認めているようで、絶対言いたくないと思っていました。主人に悪かったかなと思ったときでも、きっとわかってくれている。いちいちごめんねなんて言わなくてもいいじゃない、夫婦なんだからと思っていました。でも素直になって言えたとき、思ったんです。夫婦だからこそ、『ごめんね』という言葉は大切なんだと。主人が元気だったときから、もっと素直になってごめんねと伝えておけばよかったと思いました。でも最後に、主人に言えたこと、主人が私の気持ちを受けとめてくれたことで、私の心は楽になれました」

「ごめんね」という言葉には、不思議な力があります。心の底から悔いて謝るとき、相手の心に届く姿を、ホスピスで見てまいりました。でも人間、傷つきすぎると、「ごめんね」という小さな一言ではとても癒されきれず、相手からごめんねと言われても、許さなかったケースもあります。

五十代のIさんは、旅立つ一週間前に、お酒を飲みすぎて家族に迷惑をかけた人生を悔いて謝られ、奥様に「生まれ変わっても結婚したい」と言われましたが、奥様は断られました。Ｉさんのお気持ちが奥様のお心に届くのは、簡単ではありませんでした。Ｉさんはがっかりして、旅立っていかれました。

奥様は後日おっしゃっておられました。

「旅立つぎりぎり前ではなくて、もっと早くに言ってもらいたかった。ぎりぎり前では受けとめられない。元気だったときに、もっときちんと謝っていてほしかった」

人生の最後に謝れば許してもらえる、という簡単なものではありません。むしろ元気なときから、ごめんねと謝っておくほうが、確実にいいのです。

人生の最後の最後に、心をこめて伝えたはずなのに、受けとめてもらえない大きなショックを感じることがないように、元気なうちから「ごめんね」と伝える努力をしておきましょう。とくに伴侶の間で、「ごめんね」はかかわりを決める大切な言葉です。

病める人の奇妙な体験

ホスピスの患者さん方は、時々夢で見たことをお分かちくださいます。

六十代のＷさんは、がんが骨にも転移しているために、歩行は不可能な日々を送っておられました。担当の先生から、もう歩くのは無理であることを告げられましたが、Ｗさんはそれでも歩けるようになれる日が来てほしいと奇跡を願っておられました。

ある日、Wさんを訪問したときのことです。

「沼野さん、昨夜歩いている夢を見たよ。ゴルフ場のような芝生のきれいなところを、どんどん歩けちゃって、気持ちよかったな。なんだか本当に歩けるような気がしてきた」

Wさんは輝いた笑顔で、夢の報告をしてくださいました。

五十代のOさんは、絶食が続き食べることが許されていませんでした。食べてはいけないと言われると、人間余計に食べ物に執着するもので、毎日テレビの料理番組を見ておられました。食べたいという思いが、夢に反映されたのでしょうか。ある日、Oさんも「夢の中で食べれたよ。一杯食べてもお腹が痛くならなかった」と喜んで報告してくださいました。

外出することが不可能になってきている患者さんが、ゴルフに行っている夢や大好きだった山に登っている夢を見たよと報告してくださることもあります。

しかし、楽しい内容の夢ばかりとは限りません。怖い夢やストレスになる夢を見られる人もいます。

六十代のNさんは、奇妙な夢を見てしまったと言われ、寂しそうでした。

「夢の中で、自然がきれいな所を歩いていたら、遠くにある家が見えてきて、近づいてみたら白と黒の幕が家の周りに張られていたんだよ。誰かのお葬式の準備かなと思って、正面入り口のほうへ回ってみた。入り口の所に大きなついたてがあって、〈故○○○○〉と書かれていた名前が私の名前だった」

誰かに追いかけられる夢を見たり、道がわからなくなり迷ってしまう夢を見たり、誰かを探している夢だったり、殺される思いをする夢を見た人もいました。

夢を分析して、暗示しているものを探すためではなく、病める人が見た夢の話をまず素直に聞いてみましょう。病める人が心配していることや願っていることを知る、一つのチャンスになるかもしれないからです。

さて、体調が悪化してくると、せん妄や混乱を起こし、私たちには見えないものが見えてくることがあります。

病室の一点を見続ける人がいます。多くの場合、天井の四つの角の一角だったり、天井につけられている電灯を凝視されたりします。どうも何かが見えているようで、怖がって警戒するように見ている人もいますが、懐かしい亡くなっておられる身内の方が見えていることもあります。

ある娘さんはお父さんの見舞いに来られました。お父さんに声をかけても娘を見ようとせず、ひたすら一つの方向を見続けているので、「お父さん、誰かが来てるの？」と問うたのです。お父さんは、しっかりとうなずかれたそうです。

六十代の女性の患者さんは、私がベッドサイドにいるとき、急に天井の四つ角の一角を凝視して「お母さん、抱っこして」と子ども返りした言い方で叫ばれました。私には何も見えませんでしたが、その方にはお母さんがはっきりと見えているんだということがわかる瞬間でした。

五十代のKさんを訪問したときのことです。脳腫瘍のための混乱もあってか、私にこう言われました。「ここ連日、黒い服を着た人がベッドの横にある椅子に座ってくれているのです。どちら様か知らない人なのですが、今日も座ってくれています」

私の目には誰も見えず、ただ椅子だけがベッドのそばにありました。それでKさんにお尋ねしてみました。

「その方がそばにいてくださることは、Kさんにとって心地がいいことですか」

するとKさんは、「その人がいてくれると安心できます。何にもお話されない方ですが、いてくれると一人じゃないので、ほっとできます」と答えられました。

Kさんのご家族は、それぞれにご多忙なため毎日見舞いに来られず、彼女は旅立ちが近づいても、一人でおられることが多かったのです。きっと寂しい思いをされていたにちがいありません。Kさんにしか見えないその黒い服を着た人は、旅立ちを目の前にして、ご家族の方々が駆けつけてくるまで、一緒にいてくださったようです。その方の存在は、Kさんの旅立つ前の寂しさに、大きな慰めとなっていました。無料の付き添いさんが来てくれたようなありがたさを、当時感じました。病室をうかがう私にとっては、やや不気味ではありましたが、いつしか病室を出るときには、誰も座っていない椅子に向かって、見えないその方に「Kさんのことをよろしく」と声かけするようになりました。

七十代のMさんは、せん妄状態から抜けたとき、こんな話をされました。

「沼野さんが今座っている後ろの壁に、この間おばけが出たよ。突然だった。亡き夫の姿が壁に写り、一人で病室にいて、しかも身動きできない体なので、ベッドの上からじっと見ていたけれど、あんなにびっくりしたことはないね。寝ている者が言うのも変だけれど、腰が抜けそうなほど、びっくりした。テレビで昔、こんな体験をした人の話をしていたけれど、本当にあるんだなと思った。

夫に話しかけると、ニコニコしているだけでしゃべらなかった。夫のほうは雪が降っているみたいで、夫の顔や体にも雪が積もりだし、雪だるまのようになったとき、夫は一瞬にして消えてしまった。これまたびっくりしたけれど、不思議と怖くはなかった。じっとこっちを見ている夫の表情は、やさしい穏やかなもので、懐かしかったな」

この日、彼女は夫との楽しかったよき思い出を、夫の写真を見せながら、たくさんお分かちくださいました。夫のおばけを見た経験は、Mさんにとって、よき旅立ちの準備になりました。いよいよのとき、夫が迎えに来てくれるという確信が持てたことは、Mさんの心の慰めとなったのです。

夢で会えたら

しっかりした意識を持っておられる方でも、夢だったのか、現実だったのかよくわからないことがあります。そして本当にこの目で見たかのように話されます。

六十代の男性の患者さんは、訪問したとき、ベッドの横にある椅子を指さして、「さっき、兄が来てくれてここに座っていたんだよ。沼野さん、もう少し早く来てくれていたら紹介できたのにな」と残念そうに言われるのです。

「お兄さん、どこからお見えになっておられたの?」とお聞きしたら、「あの世から来てくれていたんだよ。兄は五年前に死んでいるから」と言われて、背筋がぞっとしたことがありました。

五十代の男性の患者さんは、二歳のときに父親を失い、父親との思い出は記憶に残っていないはずなのに、夢か現実か父親が自分を呼んでいるのがわかったと言われました。お父さんがそばに来てくれていると、一瞬感じとれたというのです。

旅立ってしまった愛する家族の姿が見えたり、声が聞こえることは、旅立ちが近づいている患者さんにとって、驚くことではあっても怖いことではなく、むしろうれしかったこととして話されます。故人からやさしい表情で見つめられていることが多いようですが、故人と会話できることもあるようです。

「お前と話がしたい」と故人から言われ、「今は話している時間がない」と答えると、故人が消えてしまったと言われた患者さんもいました。そして出現される故人の方は、患者さんの好きな人、会いたいと思っている人のようです。

八十代のＢさんは、旅立たれる一か月前に、最近夢で両親を見ましたと言われました。ご両親は黒い洋服を着て、丘の山に立っておられ、やさしい表情だったそうです。遠くに見える丘だったので、お二人の姿は小さく、もちろん声も聞こえてこなかったとのことでした。それからしばらくしてＢさんをお訪ねすると、「夢を見るたびに、両親が近くに寄ってきている」と言われました。その日、Ｂさんのご兄弟が三人、お見舞いに来られていて、Ｂさんの夢の話をそばで聞いておられました。三人はＢさんに向かって、「お姉さんはいいわね。夢の中でお父さんとお母さんに会えて。私の夢には出てきてくれないわ」と羨ましそうに言われていました。

Ｂさんは日に日に弱っていかれ、お父さんとお母さんの夢はその後も見て、報告してくださいました。旅立たれる二日前、訪問した私に、Ｂさんはしっかりした口調で最後の報告をしてくださったのです。

「両親が目の前に来てくれました」

それは夢の中で見たことを話されているというより、この目で見えているかのような言い方でした。Bさんはこの世を去るべきときが来たことを悟っておられ、ぼんやりしながらも「お世話になり、ありがとうございました。両親のもとに、まいらせていただきます」と言われました。そしてBさんは深い眠りに入っていかれました。

旅立つ前、人はいろんな体験をしているようです。私たちには奇妙なことのように思えますが、旅立つ人にとっては、大切な意味のある体験のようです。死ぬ前に、愛する人の姿が見えたり声が聞こえたりすることは、一人で死んでいかなければならない現実の中で、何よりも心の慰めとなります。いよいよのときは誰かが迎えに来てくれるというイメージも、旅立ちを自然なものにしてくれています。

病める家族が、奇妙なことを言い出したり変わった夢の話を分かち合ってくれたとき、どうか素直な関心を持って聞いてください。「そんなものは見えないよ」「そんなことは気にするな」と否定したり、妙に励まそうとしないで、まずは受けとめてみましょう。

私たちは、病める人の体験を全部理解することはできませんが、心にとめることはできます。

危機感から逃げない会話

二〇〇一年九月十一日、アメリカで同時多発テロ事件が起こりました。四機の飛行機が墜落したのです。そのうちの一機は、ピッツバーグで墜落しました。その飛行機に二十代のアメリカ人の男性が乗っていました。飛行機が離陸してから、テロリストにハイジャックされていることを、乗客の方々は知ったようです。これから自分たちはどうなってしまうのだろうと、心配したにちがいありません。彼はやがて、機内の緊迫した様子から「もう生きて帰れないかもしれない。この飛行機は無事に着陸しないかもしれない」という思いを強く持ったようです。彼には突然やってきた自分の人生の終末期を味わう、わずかな時間が残されていました。ひょっとしたら、もうすぐ死ぬのかもしれないと思いながら、彼は一つのことをしたのです。携帯電話をONにして、母親に電話をしました。最後にお母さんの声を聞きたかったのかもしれません。そしてお母さんに伝えたい言葉があったのです。

彼は第一声に「ハイジャックされた」と伝えると、お母さんは「誰にハイジャックされているの」と聞いたそうです。彼はその質問に返事することなく、二つの言葉を伝えました。「お母さん、今までありがとう」「お母さん愛してるよ」。

最初ずっと聞き続けていたお母さんでしたが、息子の危機感が声で伝わってきて、お母さん自身も息子に伝えてやらねばと思い、おっしゃったそうです。

「お母さんもあなたを愛してるよ」と。

そして間もなく電話は切れました。

一年たった九月十一日に、お母さんはテレビに出演して、この話をされました。私はこの話をうかがって、親子のすばらしい最後のコミュニケーションに、大変感動しました。とともに、日本人の親子だったら、こんな風に会話ができるだろうかと思ったのです。

日本人は危機感から逃げようとします。ですから、日本人のお母さんだったら、息子の危機感のある電話に対して、「静かにしなさい。犯人に聞こえたらどうするの。あなたはきっと帰ってこられるから」と言ってしまうのではないでしょうか。

がん患者さんは、体で感じるものがあると言われています。がん告知を受けていなくて、自分の病気ががんであることをたとえ知らなくても、あるとき、自分が死ぬのではないかと体で感じるものがあるというのです。最初のうちは、調子が悪い日があっても、また波のように調子が戻り、これなら生きていけそうだと思います。しかし、あるときから、調子が戻らなくなることがあります。そうこうしているうちに、一つの症状が二つ三つとふえてきて、日に日に下降線をたどるとき、病める人は生命の危機感を持つようになります。そんなとき、患者さんは見舞いに来ている家族に一生懸命その危機感ある状況を伝えようとします。

「お父さんは、この頃熱が下がらない日が続いているんだよ。こんなに痩せてしまって、体力がないのか、トイレに行くのがもう精一杯だな。足もこんなに腫れてしまって重たいな」

そのとき、妻や子どもたちはこう言ってしまうのです。

「お父さん、大丈夫だよ。顔色はいいよ。先生がいい薬をまた出してくださるよ。体の調子がまた整ったら、今度はどこに食べに行きたいの。いい店を探しておくね（だから頑張ってね）」

日本人は、万が一のことが起こるかもしれないと考えることが怖いのです。危機感から逃げようとしてしまいます。だから、病める人が危機感を伝えても、「心配するな。頑張れ」と言ってしまうのです。

しかし、生命に危機感を感じている人にとって、一番聞きたい言葉は、頑張れではありません。頑張れと言われても頑張りようがないから、困っています。悩んでいます。

そして、頑張れと言われると、頑張りが足りないかのように、責められているような気持ちになるというのです。

アメリカ人のお母さんは、危機感から逃げないで、ひょっとしたらこれが息子と話す最後のチャンスかもしれないと思い、一番大切な言葉を伝えようとしました。「お母さんもあなたを愛してるよ」という言葉が、彼が人生で最後に聞いた言葉となりました。二十代の若さでこの世を去った彼は、最後にお母さんに十分に愛されていることを感じることができたのです。

最後に交わす言葉

人はこの世を去るとき、周りの人、とくに家族から、愛を感じさせられる言葉、自分の人生は幸せだったと確認できる言葉、自分の人生には意味があったんだと思える言葉を聞きたいと願っています。

ですから、いつまでも頑張れと言われ続けられるのではなく、もう頑張れないと思ったときには、病める人はむしろ家族からこう言われたいのです。

妻からは、「あなたと結婚してよかった」。娘からは、「お父さんの娘でよかった」。息子からは、「お父さんから教えてもらったことを、これからも心にとめて生きるよ」。そして、家族みんなから「お父さんは、私たちみんなにとってかけがえのない大切な人だよ。今までありがとう」。

一九九五年、阪神淡路大震災のとき、家が全壊し、家族全員が家屋の下敷きとなった方のお話を、あるときラジオでお聞きしました。五人家族で、お父さんもお母さんも、二人の息子さんも自力で家屋の中から出てきたそうです。しかし娘さんの姿だけがありませんでした。それでみんなで呼びかけて探しました。「ひろ子ちゃん、どこにいるの」と呼びかけたとき、姿は見えませんでしたが、小さな「ハーイ」という声が返ってきたのです。家族は彼女が埋もれている場所がわかり生きていることが確認できて、そのときはほっとしたようです。ところがいくら待っても救援隊はやってこない。だからといって家族の力では彼女を救い出せないのです。やがて家屋の下敷きになっている彼女自身が、生命の危機を感じたのでしょう。そして残された力をふりしぼって叫んだのです。

「お母さん、お母さん」

そのとき、お母さんはこう言ってしまったというのです。

「ひろ子ちゃん、大きな声を出すと疲れるでしょ。黙りなさい。もうすぐ助けてあげるから」

彼女は黙りました。そしてやっと救援隊が彼女を家屋の下から救出したとき、彼女はすでに息を引き取っていました。

お母さんはラジオの放送の中で、最後の対応のしかたを間違えたことを、とても後悔しておられました。「ひろ子が最後に言おうとした言葉を、きちんと聞いてやればよかった。何を言おうとしたのか、今となれば聞きたかった。そしてこんなことになるんだったら、ひろ子に伝えてやりたかった。『お母さんの娘に生まれてきてくれてありがとう。あなたは、お母さんの大事な大事な娘で、宝物だよ』と。あのとき、どうしてそれができなかったのかな」。

危機感から逃げないで、向き合えばよかったと、お母さんは今も後悔されているのです。

それでは、アメリカ人の親子のようなコミュニケーションが、タイムリーにできるようになるためには、どうしたらいいのでしょうか。日頃から愛を感じさせる大切な言葉を使うことです。日本人は思いはたくさんあるのに、伝えるのが下手です。相手がわかってくれていたら、特別に伝えなくてもいいかと思ってしまいます。これは大変残念な考え方です。

人というのは、わかっていても伝えてほしい言葉があります。とくに病気のときには、心に届く言葉が必要です。元気なときから、日頃から大切な言葉をきちんと伝えていると、万が一のときにも伝えることができるのです。このアメリカ人の親子は、日頃から互いに「愛しているよ」と伝えてきたのでしょう。だからこそ、何の恥じらいもなく言葉にできました。しかし日頃伝え合ってきた同じ言葉でも、最後に交わした「愛してるよ」という言葉は、双方にとって、今までにない思いのこもった言葉として、心に届いたにちがいありません。テレビの画面から、息子さんが最後のチャンスに電話をかけてきて、愛を感じさせる言葉を伝えた、その言葉に支えられているお母さんのお姿を見たように思いました。

家族が末期がん患者になったとき、危機感から逃げないで、病める人が望む心に届く言葉を、タイムリーに伝えられるよう努力をしましょう。

死にたいという叫び

まだお迎えのときが来ていないのに、まだまとまった生きる時間があるというのに、今のうちに死んでおきたいという叫びがあります。「もう死にたい」「死なせてほしい」という叫びです。

「一服盛ってほしい。これは私の願いであるということを一筆書いて、ご迷惑をかけないようにするから」と言われても、日本では安楽死は合法化されていません。医療者は安楽死に協力することができません。

「死にたい」と言われたとき、医療者は協力するすべがないだけに、自殺されては困ると思いあせります。家族は死に急ぐ病める人の姿に、がっかりし、情けない思いになってしまいます。周りがこんなにあなたのことを大切に思って、一生懸命しているのにと情けなさだけではなく、腹を立てる家族もいます。それでついつい、医療者も家族も、その死にたい病める人を励まし、説得しようとするのです。

「死にたいなんて言わないで、一緒に頑張ろうよ」と。

人はどんなときに、早く死にたくなるのでしょうか。

「死にたい」と言われたら、まずその方にお聞きをしてみましょう。「どうして死にたいのですか」と。かかわるほうも緊張するテーマだけに、ほかの誰かに力になってもらいたい気持ちにおそわれます。「死にたい」と言われれば、先輩のナースを呼んできたくなります。しかし、その病める方は、あなただから「死にたい」と言えたのです。そして、「どうして死にたいの」と質問することで、あなたはその叫びから逃げないで、かかわる気持ちがあることを、病める人に伝えましょう。

死にたい理由を問うたとき、きちんと答えられる人もいますが、感情的になっていて「死にたいものは死にたいんだ」と理由が言えない人もいます。そんなときは、病める人の気持ちを察して、こちらから死にたい理由を言葉に出してみる必要があります。

病める人の「死にたい」という叫びにかかわっていくために、今から五つの理由をご紹介したいと思います。

寂しいから死にたい。

末期がん患者の「末期」とは、医学的に余命半年以内を意味しています。ある期間というものがあるということです。三か月の命の方が五か月生きたり、七か月生きたりされる可能性もあります。家族の方々は、最初は緊張感を持って密にお見舞いをされていても、小康状態が保たれると、少し日常生活を取り戻して、休んでいたパートの仕事に出るようになったりされます。医療者も、体調が安定しているときは安心するので、訪室回数が減り、病める方にとっては、このような変化は寂しいことのようです。「私のことをお忘れではありませんか」という思いが、「早く死にたい」という表現で叫ばれているということです。

「最近、ちょっと寂しいかな」と患者さんに語りかけると、ポロポロ涙を流して、「この頃、家族も来てくれない、ナースのみなさんも私の所に前ほど来てくれなくなった」と訴えた方がおられました。こんなときは、濃厚な共感的かかわりが必要です。あなたのことを大切に思っているよというメッセージを、病める方の心に届けなければなりません。家族の方は、見舞い回数をふやすか、可能なら外出・外泊の協力を示すことは効果があります。医療者は、意識したインパクトのあるかかわりが必要で、手を握って話をしたり、顔だけでも何回も見にうかがったり、病院の敷地に咲いている小さな花を瓶に入れてお待ちしたりして、忙しさの中で工夫しながら、メッセージを伝えましょう。

体がつらい、しんどいから死にたい。

体のつらさのゆえに死にたいと言われています。つまり、本気で死にたいわけではなく、体のつらさが死にたいほどで、なんとかならないでしょうかと言われているのです。医療者は患者さんの苦しみに対する正しい理解が必要です。目の前で苦しみもだえられると、なんとかしてさしあげなければとすぐ思えますが、耐えられそうな痛みでも、ずっと継続すると、患者さんにとって耐えがたいものになります。痛みや苦しみを報告してくださる姿が落ち着いたものであっても、その苦しみを小さく見ないで、患者さんがその苦しみの中でどんな思いをされているかを十分に想像し、少しでもその苦しみが小さくなる道を絶えず探し求める努力が必要です。そして、患者さんに、その努力の姿を見せてください。今の緩和ケアは完全なものではありません。患者さんの願っておられるような、痛みがゼロになり、意識はすっきりしっかりしているような状態を作り出すのがむずかしい場合もあります。痛みをやわらげるために、眠たくなったり、小さな痛みが残ったりすることがあります。ある患者さんはこう言われました。

「先生に痛みのことを訴えたら『この痛みはこれ以上小さくできないので、我慢してくださ い』と言われた。小さな痛みでも継続すると大きなストレスになる。病気の人間にとって、我慢しなさいと言われると希望がなくなる。痛みをとることができないにしても、せめても『痛んでいるのはつらいですね。やわらげる道を探してみましょう』ぐらいのことは言ってほしかった」

家族の負担を心配して死にたい。

負担には経済的負担と精神的負担の二つがあります。

まず経済的負担ですが、自分が長く生きると、療養費がかかってお金がなくなるんじゃないかという心配です。お金の問題は、適当にすませることのできないものです。安心して療養できるようであってほしいと願います。ある患者さんが、お金がなくなることを心配されていました。その方の娘さんにそのことを伝えると、早速娘さんが言ってくださったのです。

「お父さん、保険に入っているのを忘れたの。お父さんの入院費は全部、保険でカバーできているし、お金のことは心配いらないよ」

その患者さんは、保険に入っていたことを忘れておられ、娘さんの説明でほっとされました。それから死にたいという言葉はなくなりました。

お金の心配は、生きる意欲を低下させます。病院によっては、経済的なことに関して相談に乗ってくださるソーシャルワーカーがおります。病める方も、ご家族も、心配を抱え込まないで、専門家に相談してみることも考えてみてください。

さて、家族に迷惑をかけるから早く死んでやらないといけないと病める方が言うときは、精神的負担の場合がほとんどです。

ある患者さんの息子さんは、二十代で定職はなく、なかなか仕事を見つけきれないときに、お母さんが入院となりました。息子さんはちょうど仕事をしていない自由な身でしたので、お母さんの身の回りの世話をするようになりました。お母さんは助かっているものの、自分の療養が長くなると、息子の就職が大幅に遅れることを気にされ、あるときから「早く死にたい」と言われるようになりました。

ある患者さんのもとには、嫁いだ娘が遠方から長期見舞いに来られていました。「娘が付き添ってくれるのはありがたい反面、いつまでもいさせると嫁ぎ先に対して申し訳ない。だから娘の将来のために、早く死んでやらなければならない」と言われるのです。

高齢の親や伴侶が見舞いに来ている患者さん方は、家族が疲れ果ててしまわないだろうかと心配をしています。

自分が病気になったために、家族に迷惑をかけていることを気にされている患者さんは、多いのです。家族の間で迷惑をかけるとは、何でしょうか。

あるとき、遠方から来られていた嫁いだ娘さんとお話をしたとき、こう言われました。

「私は高校を卒業してから実家を出て、地方の専門学校に行き、そのまま就職をして結婚をしました。だから母とは、十八歳までしか一緒にいられなかったのです。母ががんになったおかげで、意識した大切な時間を母と一緒に持てていることを今感謝しています」

私は、患者さんでいらっしゃる、その娘さんのお母さんにこう問いかけました。

「自分が死んでしまったあと、娘さんが毎日毎日泣いて生活してほしいなんて、親として願いませんよね」

「もちろんです。娘には楽しい幸せな人生を送ってほしいです」と言われたので、私はさらにこう申しました。

「娘さんは、確かにお母さんのためにお見舞いに来られました。でも娘さんは、ご自身のためにもいらっしゃったのです。お母さんが望まれているような生き方をしようと思ったら、娘さんご自身がお母さんのために十分に何かができること、一緒にいる時間が持てることが必要なのです。だから、早く帰りなさいという言葉の代わりに、ありがとうという言葉を娘さんに伝えませんか。お母さんとして娘にできる子孝行ですよ」

家族の間で迷惑をかけること、実はそれは迷惑ではないのかもしれません。末期状態で家族に迷惑をかけることは、家族の絆を強めるチャンスともなるのです。

生きている意味が見出せないので死にたい。

マラソン選手が走れなくなると、精神的に死を体験します。ソプラノ歌手が歌えなくなっても、自分の生きている意味が見えなくなってしまいます。私たちは元気なとき、ＤＯＩＮＧの世界で生きています。何かができることが自分の存在の価値であり、命の意義なのです。

ところが病気になったり、高齢化するとき、人は体験します。昨年できたことが、今年できなくなり、先月できたことが、今月できなくなり、先週できたことが、今週できなくなり、そして、昨日できたことが、今日できなくなってしまうことを。そして人は旅立っていくのです。ホスピスで長年勤務していて、人が人生の一番最後に学ぶことは、これだなと思うようになりました。それはＤＯＩＮＧの世界からＢＥＩＮＧの世界に移行する中で、自分が存在するだけでも価値があると思えるかどうかということです。よく病気のお母さんに子どもたちは言っています。

「お母さん、どんな姿になっても生きていてね」と。でもお母さん自身は、「そういうわけにはいかないのよ。食べられなくなったら、もう生きていたくない。歩けなくなったら、生きててもしょうがない。しゃべれなくなったら、もう生きてても意味がないでしょ」と言われます。食べられなくても、歩けなくても、しゃべれなくても、存在しているだけで意味があると、本人が思えることは容易ではありません。

難病のため二十年以上病を抱え、徐々にさまざまな機能を失っていった四十代の女性の患者さんがおられました。目が見えなくなり、歩けなくなり、声を出すこともできなくなりました。みじめなお姿となり、人の力を借りなければ何もできないにもかかわらず、彼女はこんな姿でも生きていること自体に意味があると言われ、一日でも長く子どもたちと夫のために生きたいと言われました。

突然がんになって、余命が数か月しかない状態で、次々と体の不自由を抱えていく過程では、なかなか学びきれない課題かもしれません。しかし難病の方々は、年単位で病気を抱え、徐々に悪化することが多く、長期かけて生きることの意味、存在の意味について考えざるをえないのでしょう。死ぬこともできない苦しみの中で、人の世話を受けないと生きていけない自分と向き合って、やっとやっと悟れるのかもしれません。自分は存在しているだけで、生きているだけでも価値があるのだと。

元気なとき、「病気になって寝つくようになったら、長く生きたくないわ」と口走ってしまう私たちです。何かができてこそ、生きる意味と甲斐があるとしか、元気なときは思っていませんが、生きる意味にはもっと深いレベルがあるようです。生きている意味がないと思うときこそ、本当は生きている価値があるのです。

死までの過程が怖いので死にたい。

これから自分の体がどんな苦しみを味わうことになるのか、死までの過程が怖いので、今のうちに死んでおきたいという意味です。

今がんにかかっておられる患者さん方は、かつてがん患者さんの家族でいらっしゃった可能性があります。私の友人のおじいちゃんのように、数十年前のがん患者さんは、とても苦しんで死にました。その様子を家族として当時見守っておられた方ががんになったら、当然その当時のことを思い出してしまいます。苦しんだ姿がトラウマとなり、自分もあんな風になってしまうのではないかと心配になるのです。近年、がんに関する情報は、書籍やテレビ・ラジオ等を通しても手に入れやすく、ときにはその情報が、病める人に恐怖感を与えていることがあります。

また見映えを気にされている患者さんもおられ、苦しむことによってみじめな姿を周りの者に見せることになるぐらいだったら、今のうちに死んでおきたいというのです。医療者のみなさんは、患者さんがこれから味わうであろう苦しみを心配されていることを知ったならば、今の時代、緩和ケアを提供できることをお伝えください。将来起こるであろうさまざまな苦しみに対して、なすべき緩和の道があること、そして、旅立ちのときには、苦しまずに旅立てるように最善を尽くすことを、患者さんにしっかりと約束してください。

病める方々は、将来に対して不安があれば医療者に勇気を持って聞きましょう。聞いたり読んだりして不安になってしまった情報が、間違っている場合があります。先のことを考えると怖くなったら、一人で苦しまないで、必ず医療者に相談してください。

かつて、私はホスピスにいらっしゃる患者さんを数人、自殺という形で失いました。あとになってみてから、お一人お一人の方が言っておられたお言葉を思い出してみたとき、共通することがありました。それは、将来、今よりももっと苦しむであろうことを心配されていたことです。

「死にたい」と叫ばれる方が、みんな自殺を考えておられるわけではありません。多くの場合は、生きようとする活気が落ちてしまうことはありますが、自殺を行動に移すことはありません。しかし、最期の体の苦しみに対しての恐怖を持っておられる方には、十分な説明と配慮が必要であろうと感じてきました。

死ぬのが怖い

六十代の患者さんMさんとご一緒にお話をしていたとき、その方が突然言われました。

「死ぬの、怖くないよね」

体調が徐々に悪化していることを体で感じておられたMさんにとって、深刻な問いかけでした。

私は、この言葉をお聞きしながら、二つのことを思いました。

一つは前にもふれましたこと、死ぬときの苦しみを心配して、恐怖を感じるということです。

緩和ケアのおかげで、がん特有の苦しみはやわらげられ、旅立ち前の苦しみに対しても手段があることを、Mさんに伝えました。Mさんは、いよいよのとき、苦しみを小さくしてもらえる約束は、大きな安心になると言われました。

もう一つは、死そのものを怖いと感じることです。「死」というものをどう考えていいのかがわからない。つまり抽象的なもの、ぼんやりとした得体の知れないものへの恐怖感というものが、人間にはあります。おばけ、幽霊、UFO等、誰もきちんと説明をしてくれないものに対して、不気味な思いを持ちます。死後の世界に関しても未知なるもので、決してこの世で、あの世の全容を知ることができないことを知っているだけに、知ろうとすることに怖さがあります。その反面、人には未知なるものに対して、見てみたい、知りたいという関心もあるのです。

死そのものへの恐怖をまったくなくすことはできませんが、小さくすることは可能です。それは「私の死」というものを、できるだけ具体的に考えめぐらし、他者と話し合ってみること、自分にとって慰めになる死後の世界を想像してみるということです。

かつて患者さん方が想像されたあの世は、景色のきれいな所、お花畑がある所という漠然としたものでしたが、近年はユニークな、奇抜な発想もあって、お聞きをしていても、びっくりすることがよくあります。山が好きな方、海が好きな方は、散骨を希望され、死んだら山頂や海底をさまよいたいと言われます。死んで自分はどこへ行くのかを考えられる人、自分はどこへ行きたいのかを知っている人は幸いです。

七十代のTさんは、がんが骨に転移し、そのために長期間、ベッド上の生活をされていました。入院されていた病棟が五階だったために、ベッドの上から見える景色は空ばかり。当時テレビやラジオでよく流れていた「千の風になって」という歌の影響もあったのかもしれませんが、死んだら風になりたいと言われるようになりました。「死んだら、この病室の窓から飛び出して、子どもたちの所へ飛んで行こう。長女の所へ先に行こうか、長男の所へ先に行くべきかを今悩んでいる」とにやっと笑って言われました。「思い出の場所にも飛んでいけるし、今まで行きたかったのに行けなかった所へも飛んでいけると思うと、考えめぐらすだけでも、結構楽しいよ」とうれしそうに語られました。

死ぬまでに味わう体の苦しみから解かれて安らぎを得られるばかりでなく、それ以上に喜びとできる何かを想像できるならば、かなり死の恐怖感を小さくすることができます。

七十代のカトリックの神父様は、旅立つ日が近づいたある日、「死ぬことは怖くない」ときっぱり言われました。今まで信じてきたイエス様と直接お会いできることや、先に旅立った両親や兄弟に会えることを考えると楽しみでもあるというのです。

六十代の女性、Hさんは、学生時代から好きだった方とおつき合いをしていたのですが、その方が病気になり、結局結婚ができなかった話を、あるときしてくださいました。その方が亡くなって二十年以上たっているのに、その方を愛し続け、死んで再会できることを楽しみにされていました。Hさんはある日、夢の中で彼と一緒に食事をしていたのですが、ちょっと目を離すと彼が消えてしまい悲しかったそうです、次回夢に出てきたときは、しっかり見守り続けて彼のいる世界に連れて行ってもらうつもりだと、うれしそうに語られました。「あの世で今度こそ、ずっと一緒にいられるのよ。楽しみだわ」とまるで死ぬのが楽しみごとであるかのように表現されていました。

「私の死」を分かち合うということ

あの世を想像する慰めのイメージは、人と分かち合うことによって、整い、強められます。そして安心につながる確信や思い込みは、さらに深いものとなります。ですから自分の体調から死を意識するようになったとき、病める人には、「死」というテーマをめぐって語り合える人が必要です。周りにそういう人を持てるかどうかが、大切になってくるということです。病める人は、本当は家族とそういう話ができたらいいなと願っておられます。しかし、死をテーマにすると、家族は寂しい思いになるだろうと考え、なかなか言えないのです。一人でじっと考えていると、だんだんと怖くなってくるのが「私の死」です。

ですから、病める方は勇気を持って、ご自分の不安を語ってみましょう。そのとき、医療者のみなさん、ご家族のみなさんは、死という話題から逃げないでかかわる勇気を持ちましょう。たとえしっかりと確立した死生観を持っていなくても、病める人の心に寄り添うことはできるはずです。多くの病める方々にとって、死を考えめぐらせてみること、分かち合うことだけでも十分に意味があるからです。病める人によっては、あの世はこういう所と、宗教学的にきちんと説明されることがいやな人もいます。またはその反対で、自分の勝手な思い込みではなく、宗教的な根拠のある教えを聞きたいという人もいますので、かかわり方にはいろいろあります。宗教家の援助が必要なときもあるかもしれません。

病める方が想像しようとするイメージには驚いてしまうものもありますが、いつのときもまず、評価をせずに聞き、受けとめましょう。

八十代のＹさんは、かつて医療の世界で働いておられました。ある日、私をお呼びになられ、こう言われました。

「沼野さんは時々、講演に行かれたりして、お留守ですよね。万一、お留守中に私が旅立ってしまったら、どうか悲しまないでくださいね。私は念願の四次元の世界にまいります。四次元の世界からは三次元がよく見えると思います。もう三次元の世界には疲れましたので、私にとって四次元の世界に行けることは、喜びであり楽しみなんですよ。だからお留守中に私が旅立ってしまっていたら、やっと四次元の世界へ行けたんだなと、私のために喜んでください。でも最期に、もしお目にかかれなかったら、そのときは後日に、ご挨拶にまいらせていただきますね」

四次元の世界へ旅立つという発想にびっくりし、しっかりした確信と配慮あるお言葉に心打たれてお聞きをしていたところ、最後に妙なことをおっしゃられたので、私はそこまで気を遣っていただいたのでは申し訳ないと必死で断りましたが、Yさんはご自分の思いを通されました。そして私が心配していた通り、私の不在の間に亡くなられました。それからずっと、Yさんのご挨拶の訪問をこわごわお待ちしている毎日です。一緒に働いているナースの方々に、Yさんのご挨拶のお話をすると、「そんな話は、夜勤が始まる前にはしないでください」と叱られました。

「死ぬの、怖くないよね」と問いかけてこられたMさんとは、その後二人で死について考えめぐらせました。Mさんは昔、十二歳の娘さんを失っておられ、「娘が迎えに来てくれると考えるとうれしいな」と言われるようになりました。死ぬとき、人は一人ぼっちだと思っています。しかし、目に見えない誰かがエスコートして安らぎの世界に連れて行ってくれると思えることも慰めです。

第3章

残された時間を充実させるために

近年、がん告知はかなりされるようになりました。患者さんに治療の協力をしていただくためにも、正しい理解が必要だからです。そして治療を選択するとき、本人の意思を尊重するためにも、がんであることを告知することは大切なことだと、現場では考えるようになってきています。

さて、余命告知についてはどう考えたらよいのでしょうか。治療することが不可能となり末期状態となったとき、あとどのくらい生きられるのかを告げることに関しては、いろいろな考え方があります。

高齢者の方が、ご自分の年齢から考えてみて、常識的にはいつお迎えが来ても不思議はないとおっしゃることがあります。自分で勝手に、命の限りを考えるのは、真に自然なことだと思ってきました。しかし人間にとって、何歳であっても、他者から命の限りを告げられることは、残酷なことなのです。

余命告知

本来残酷なことを、親切なこととみる考え方が、近年医療界ばかりでなく社会でも取り上げられるようになってきています。つまり残された時間をどう生きるか、その生き方に関心が持たれるようになってきたということです。余命を告げることで、病める方本人がショックを感じて落ち込んでしまうのではなく、残された日々を意識することで、有意義に悔いのない人生を送れる可能性があることを知るケースがふえてきています。人間らしく生きる力、たとえ短くても質の高い生き方を選び実行し、達成感を持つ力というものがあることに、最近は世間も気づいてきました。ですから医療の現場でも、家族の間でも、病める人本人に残されている時間を告げるかどうかを、一度は悩み考えるようになってきました。

さて、余命を伝えるとき、どのくらいの時間が残っていたら、伝えることは親切になるのでしょうか。患者さんから「あとどのくらいの命ですか」と初めて問われて、「あと二週間ぐらいかな」と答えることは、まずありません。残されている時間が短かすぎると、病める人が何かをしようと思っても、できる可能性がほとんどないとするならば、伝えることは親切にならないからです。

今まで余命を聞いてきた患者さん方の中で一番多かった残された時間は、「二、三か月の命」でした、二か月を切ると、余命告知はしにくいというのでしょうか。

二、三か月前なら病める人が自分の望む生き方ができる可能性があるということです。

さて、余命二、三か月というのはどんな状態でしょう。人によっては、歩ける、食べられる、しゃべれるの三拍子がそろっています。家族の方は、別室で医師から余命を聞き、その足で病室に行って本人と会うと元気そうに見えて、本当に二、三か月後に死んでしまうのだろうかと思ってしまいます。セカンドオピニオンを聞いてみたくなったり、今からでも遅くないのではないかと、代替療法・民間療法を探そうという気持ちになられるご家族の思いにもふれてきました。

医療者にとっても、二、三か月前というのは、元気そうに見えているときです。患者さんに、「今だったら何かができるわよ」と言いたくなります。ぼんやりと過ごされていると少しあせります。今を有意義にお過ごしになられるために、援助・協力できることはないだろうかと、ナースはとくに一生懸命考えてくださるのです。

「今、してみたいことはありませんか。関心があることは何ですか。あなたにとって集中して楽しめることは何ですか」と患者さんに問うてみましょう。問いかけられて、今自分が何がしたいのかがわかる人、考えてみようとする人もいるからです。

しかし、ナースのみなさん、今だったら何かができるというこちらの期待が、患者さんによっては重荷になる人もいるので注意してください。最近は、がんの患者さんの生きざまを記した本や新聞の記事が多く、中には映画化されたり、感動を与える生き方をされている人が、テレビやラジオで紹介されることもふえました。現在病んでおられる患者さん方が言われるには、「こんな立派な生き方をされました、と言われるような人の話は聞きたくもないし、読みたくもない」そうで、「周りの人から感動的な生き方を強いられるのもいやだ」と言われます。

限りある一日の過ごし方

そもそも、余命告知を受けた病める人は、どんな思いを持っているのでしょうか。余命が二か月でも半年でも、期間にかかわらず「思っていたより短く感じた」と言われる方が多くおられます。言われた期間よりも、もう少し長く生きられるかなと思っていたというのですから、ショックなのですが、短い期間しか生きられないことを苦にしながらも、とくに病院で過ごす一日一日が長く感じられて、これも苦になっているというのです。余命二、三か月と言われている患者さんは、確かにお元気そうには見えますが、「なんとなくしんどい」そうで、患者さんによっては「一度家に帰って片づけてきたい」「遺言状を書いておかなければ」「子どもたちに手紙を書きたい」「葬儀の準備をしておこうと思う」「お墓も今のうちに買っておこう」と言われても、いつまでたっても実行されない人が多くおられます。つまり、なんとなくしんどいために、どうしてもしたいことしかできないのです。命を削ってでもしなければならないことだけはされるというのでしょうか。

五十代の患者さんは、ある日、関東にいる大切な人に会いに行きたいと言われました。関西から会いに行くのは遠いなと思いましたが、先方の方がこちらへ来られない事情がおありでしたので、関東行きの話を進めていました。ご主人様も協力的で、ご一緒に行ってくださることになり、出発の朝を迎えましたが、三十八度台の熱。ご主人様はやめようと言われましたが、彼女が「じゃ、いつ行けるって言うのよ。私にとってこれが最後のチャンスなんだから。出発しようよ」と言うのです。ご主人様は困って相談に来られました。熱の原因を考え、おそらく腫瘍熱だろうということになり、OKサインを出しました。彼女は、関東でよい時間をお持ちになり、熱は下がって帰って来られました。病める方のどうしてもしたいことの迫力には、いつも驚かされます。

しかし、どうしてもしたいと思えることがない患者さんのほうが多いのです。残りの時間が少ないことにショックを感じながらも、一日一日の時間の使い方がわからないというのが、病める方にとって大きな課題となっています。緩和ケアのおかげで体の苦しみは楽になり、自分らしく過ごせる時間が持てるようになりました。こんなときに時間の使い方を教えてくれる手段を持っている人は幸いです。

夢中になれる幸せ

四十代のNさんは、ナースに清拭《せいしき》をしてもらっているとき、友人たちが心配してたくさん見舞いに来てくれたことを話し、Nさんはお友だちからもらった多くの花束に囲まれていました。ナースは、「友だちって、何の友だちなの」と聞くと、「中学時代の部活の友だち。美術部だった」と言うのです。「絵を描くのが好きなんですね」と言うと「好きだけれど、社会に出てからは仕事が忙しくて、絵なんて書いている暇なかったよ」と言われました。清拭が終わってそのナースは一度詰所に帰りましたが、またやって来て、手に画用紙一枚。

「私、この花束を気に入っているんだけれど、スケッチしてみませんか。無理にとは言わないけれど」と言って、その画用紙を置いて帰っていきました。Nさんは、痛みと症状のコントロールができていて、ある意味では退屈をしていました。なんとなくしんどいのですが、どこかがたまらなく痛いわけではありません。ぼんやりと時を過ごしていると、なかなか時間はたたないものです。そんなときに絵でも描いてみませんかと画用紙が手元に届いたので、めんどくさいなと思いながらも、好きなことだったからスケッチすることにしました。

久しぶりにスケッチし出すと、気持ちが乗ってきて一生懸命になれました。途中で別のナースが病室に手紙を届けに来てくれて、そのとき「お上手ですね。すてきな絵ができそうですね」と言うので、「色を塗ったらもっといい絵になるんですけれどね」。それでそのナースは、「じゃ色もつけてほしいな」と言ったのです。Nさんは妻に電話をして、午後に見舞いに来るとき、押し入れの奥にある絵の具の道具を持って来てほしいと頼みました。午後、妻が到着してから、色塗りが始まりました。Nさんは時を忘れて楽しんでおられました。そしてやがて夕食時になり、ナースが夕食をお持ちしました。「この台の上を少し片づけていただけませんか」とお願いすると、Nさんは「それ何」と顔を上げ、「夕食ですよ」とナースが答えると、びっくりされました。

「夕食? えっ、もう夕食の時間?」と言ってご自分の時計を見ると、やはり六時になっていたのです。

「おー、いつの間に六時になったんだよ」とNさんは満足そうな笑みを浮かべて言われました。

時間を持て余すつらさ

気がついたら夕方になっていた。そういう時間の使い方がしたいのです。末期がん患者さんにとって、一日は早く過ぎたほうが幸せです。病気のときにも、ベッドの上でも熱中できる趣味を持っている人は、本当に少ないのです。元気なときから、時間の使い方を教えてくれる趣味を持っておくことの必要性も、ホスピスにいて考えるようになりました。

六十代のIさんは、がんが骨に転移し、そのために痛みがありました。その痛みをやわらげるためには、放射線療法が可能性としてあげられました。ただその治療のためにほかの病院に通っていただく必要があること、そして通う回数が二十回必要であることが、Iさんにとって重荷ではないだろうかと心配でしたが、Iさんは、即答でその治療を受けたいと言われました。治療といっても、がんをなくすための治療ではなく、がんの痛みをやわらげるための治療で、うまくいけば少しの時間でも痛みから解放されてよい時間が持てるのではないかと期待した手段だったのです。Iさんもそのことを理解した上で、その治療を望まれたのでした。

ホスピスから、その治療ができる病院へ通院する毎日が始まりました。最初のうちは、外出したついでに買い物をしてきたり外食したりして楽しそうでしたが、だんだんと疲れが目に見えるようになりました。しんどそうで、行って帰ってくるので精一杯に見えました。

そもそも残された時間を、Iさんらしく過ごしていただくためにおすすめした治療でしたが、このまま続けると、Iさんは旅立つ前にしておきたいことが、何にもできなくなると感じたナースは、Iさんに、「しんどかったら、途中でやめてもいいのよ」と何度か中止することを促しました。Iさんの尊い最後の日々が、先方の病院に行って帰ってくるだけで終わっていくことに、私自身もあせりを感じ複雑でした。今のうちにしておきたいことがあるのではないのかと、Ｉさんの衰弱していく姿を見ながら心が葛藤していました。この治療が終わる頃、Ｉさんは旅立ってしまうのではないかと思うほど、Ｉさんのお体は弱ってしまわれたのです。こんな治療を選択したことを後悔されていないかと心配したり、中止する勇気が持てないのだろうかと考えたりして、私たちスタッフもつらい思いで見守っていました。

そしてとうとう最後の二十回目の治療の日がやってきました。約一か月、Ｉさんのエネルギーと時間は、この治療に費やされてきました。思ったよりもがんの進行が速く、残されている生きる時間はわずかになっていました。治療を終えて、フラフラして帰って来られたＩさんは、思いをこう語られました。

「二十回は、きつかった。でもそれだけに達成感があってうれしい。もうそんなに長く生きられないのはわかってるよ。死ぬからといっても、何をしていたらいいのかがわからなかった。そんなとき、この治療に通うことが最後の時間の使い方を教えてくれた。じっと病室で静かに過ごしていたら、私は気が狂っていたかもしれない。治療に通いきった自分を今、ほめてやりたい気分だよ。今日帰ってきたとき、先生やナースのみなさんから、ゴールインおめでとうと言ってもらってうれしかった。これで十分に生きることができました」

Ｉさんにとって、最後の日々何をしていたらいいのかがわからなかったことのほうが、つらかったというのです。余命を聞いて、必ずしもしたい何かを持っている人ばかりとは限りません。限りのある時間の使い方がわからない苦しみというものがあることも、心にとめなければなりません。

自分の生き方を貫く

かつて、四人部屋のあるホスピスで勤務していた頃、興味深い患者さん方のお姿を見せていただきました。四人の患者さん方は、同じ病名ではありませんでしたが、末期がん患者さんでおられることは共通していました。残された時間の使い方は人それぞれで、ほかの方の生き方も間近に見えるのに、全然互いに感化を与える空気がありませんでした。一人の方は外泊して家も片づけてこられ、葬儀屋も病室に呼んでご自分の告別式の準備をされました。その姿をそばで見ていた隣のベッドの患者さんは、「私にはとてもあんなことできないな」と言われ、本当に何もしないで旅立たれました。またある人は、家族旅行を次々と計画され、家族と一緒に過ごす時間を大切にされていましたが、その方のお向かいの患者さんは、しようと思ったら旅行する時間、外出・外泊する体力は十分にあったのに、一度も出かける予定を立てられませんでした。

人生最後の時間の使い方は、今までどう生きてきたかにつながっています。決して人の生き方をまねようとはされません。自分の生き方を貫き通そうとされるお姿は、お見事です。

余命を知ることで、意義ある生き方ができるのではないのかもしれません。いつお迎えがきてもいい生き方は、自分で決めるものです。そこには良し悪しはありません。

どうして私ががんになったのか

がんになり、さらに末期がん患者になってしまったとき、患者さんには複雑な心の葛藤があります。まだ十分に解明され、治る道が見つかっていない病だけに、一つの大きな問いかけが心の中に、力のこもった叫びとして生まれてきます。それは「なぜ私ががんになってしまったのか」という叫びです。近年は男性は二人に一人が、女性は三人に一人ががんになる時代のゆえに、がん家系であることを承知して、いつかはなるかもしれないと思っていたとしても、「なぜ今がんになってしまったのだろう。せめて、あと三年先であってくれたらよかったのに」と叫ばれます。

今までにがんになった理由をご自分で言えた患者さん方がおられます。

「タバコを吸いすぎて肺がんになったように思います」「お酒を飲みすぎて、肝臓がんになったように思います」。そして阪神淡路大震災を経験して十年たった頃、神戸そしてその近辺からの患者さんは「地震を体験したためにがんになりました」と確信を持って言われました。地震のとき、ある患者さんは夫と母親とお兄さんを失い、その後住居をめぐって苦労され、そのストレスと悲しみと将来への大きな心配があまりにも長く続いたために、体の中にがんができてしまったように思うと言われました。

京都で出会った患者さんは、長崎出身の方で、夫婦で仕事を求めて若いときに京都に出てきたそうです。京都では人間関係でとても苦労されたようで、「京都に来たためにがんになりました」とはっきりと言われました。

健康によくないことを自覚してお酒やタバコを続けていた人にとっては、「とうとうがんになってしまった」という心境でしょうか。また長い期間、重いストレスを抱えて生活してきた人にとっては、「がん」と聞かされたときに「やっぱり」と思うものがあるようです。

どちらにしても、そこには悔しい、腹立たしい思いがあります。誰に対して腹を立てていいのかわかりません。自分の生活のあり方を後悔する気持ちもわいてきます。

ただ、がんになった理由を探すとき、誰かを責めるのはやめましょう。

「家内の食事が十分でなかったので、がんになったような気がする」とか「主人がよくタバコを吸うので、がんになったように思う」という言葉も、患者さんからお聞きし、心を痛めてきました。

なぜがんになったのか、確実な理由は実はわからないのです。どう考えても心当たりがない、がんになる覚えがないほうが、よりつらいのかもしれません。

さて、「なぜがんになったのかしら」と病める人は、医療者や家族、そして見舞いに来た友人たちに問いかけます。人生の中で思いもかけない苦労を背負ってしまったとき、人は「どうして私はこんな思いをしなければならないのか」と自分自身に対して問います。病める人が周りの人に「なぜがんになったのかしら」と問いかけたときも、本当は自分に対して問うているのです。ですから医療者のみなさんは患者さんから問われたとき、がんを発病したその原因を考えられるかぎり、医学的に説明することが適切であるとはかぎりません。もう手遅れになっている患者さんにとって、今さらながらがんになった原因を知ることが、目的ではないことが多いのです。むしろ、原因がどうであれ、こんな状態になってしまった、悔しい、腹立たしい、情けない気持ちを誰かにぶつけたいと思っておられます。ですからその方の心に寄り添うためには、問いかけに正確に答える努力をするよりも、その腹立たしい不本意な思いに共感する努力をしなければなりません。

このとき、「共感する」ことほどむずかしいことはないと感じてきました。患者さん方が時々おっしゃるお言葉があります。

「がんになっていない人に、こんな気持ちがわかるはずがない」と。一生懸命病める方の心に寄り添ってと思っているときに、そう言われてがっかりしたことが何度もありました。しかし、ホスピスで勤務し始めてから二十五年がたち、患者さん方のあのお言葉は、本当の本音なんだと素直に受けとめられるようになりました。そして末期がん患者になっていない者が、心に寄り添うこと、共感することが、決して簡単でないことを、肝に銘じる必要があります。そのときそのときに、その患者さんにどう申し上げれば心に届くのか、悩んできました。

ある患者さんにはこう申しました。

「『どうしてがんになってしまったんだろう』と今、悔しいお気持ちでおっしゃられたように私の心に伝わってきました。○○さんがどうしてこんな思いをしなければならないのかと思うと、私も悔しくてたまりません」

するとその患者さんは、小さな声で一言、「ありがとう」と言われました。

病める方は、どんなに問いかけ嘆いても、現状を変えることができないことは、承知されています。現状を変えられなくても、自分の気持ちを理解しようとしてくれる人を必要としています。人というのは、どうすることもできない状況のとき、自分の気持ちをわかろうとしてくれる人を求めます。なぜならば、気持ちが理解されることは、心の癒しだからです。

がんの苦しみ・生きることの苦しみ

「なぜがんになったのかしら」ということの問いかけは、旅立つ日まで繰り返されます。旅立つ二時間前まで、おっしゃった患者さんもいました。かかわる者は、この問いかけとつき合っていく覚悟を持たなければなりません。この問いは、病める方にとって、乗り越える必要のない問いです。ですから周りの者は、病める人を説得したり、この問いを封じる必要はありません。病める人が問いかけ続けることへの正しい理解を持ちましょう。

ただ、医学的に正確に答えることのできない質問をたびたび口にされると、医療者はこの質問を避けたくなったり、あせったりする気持ちになるかもしれません。でも患者さんにとっては、そう言わざるをえない悔しい気持ちがあり、そもそも自分自身に問いつつ、周りの人々には共感してくれることを望んでいるのですから、動じないでこの問いかけとつき合っていきましょう。

また、「なぜ」と問うている間は、自分の現実を受容するのは無理ではないかと、心配する医療者がいます。これまで申し上げてきたように、患者さんが問われる「なぜがんになったのかしら」は、がんになったメカニズムを知ろうとする質問ではないことが多く、気持ちの共感を求めて言っておられることのほうが多いことを思うと、この問いかけをしながらも現実を受けとめることは可能です。「なぜ、なぜ」と繰り返し言っているようでは、旅立ちの準備まで行きつけないのではないかと、あせる必要はないのです。訪問するたびに「なぜがんになってしまったのかな」と言いながらも、葬儀の準備をし、遺言状を作成し、スタッフ一人一人に別れの挨拶をされた患者さんがいらっしゃいました。

病める方には「なぜ、なぜ」と何度も言わせてさしあげてください。そしてどっしりと受けとめてかかわりましょう。

患者さんの中には、決して多くはありませんが、違ったレベルでこの問いを発した方もおられました。

なぜがんになったのかという問いかけからスタートして、人生にはなぜ苦しみがあるのか、苦しみには意味や意義があるのかを求め、考えたい人もおられました。そんな患者さんとは、宗教的な世界の視点で話し合うことが必要でした。苦しみのマイナス面だけでなくプラス面にも気づけるようになると、病める人は、なぜがんになったのかという悔しい気持ちにとどまるだけでなく、むしろがんになったからこそ見えてくる世界が持てるようになり、がんになったからこそ言える言葉を、語れるようになるのです。同じ現実なのに、見方が変わるというのでしょうか。否定的にしか見えなかった現実を肯定的に見出せるようになります。

六十代のSさんは、ある日言われました。「最近、がんになってよかったと思ってるのよ。がんになって、夫のやさしさがわかったし、人の思いやりがとても身にしみるようになったものね。失ったものよりも得たもののほうが、大きいかもしれない」と。

希望をつなぐ考え方

旅立たれる一週間前、五十代のKさんはこう言われました。

「今の私には三つの希望があります。一つは、今日一日痛みが十分にやわらいでくれること。二つ目は、今日一日食べるものが本来の味がしてくれること。三つ目は、今日一日私を訪問してくれる人と、時を忘れて語り合って過ごしたいということです」

Kさんが言われた「私の希望」は、どれもが「今日一日だけを願う希望」でした。Kさんがこんな欲のない希望を持つに至るまでに、何度願いとすることを変更してきたことだろうと想像しました。

人は生きるために希望が必要です。しかし同じ希望にしがみついていては、生きることができないことがあります。そんなとき、希望のあり方を変えて、希望をつなぎます。つまり、希望とするところは、状況によって変わるのです。

例えば、初診のときは誰もが入院せず、手術もせずに完治することを願っています。しかし、入院することになり、悪い病気であることがわかると、日頃手術なんて怖いと言っている人でも、手術を受けてでも完全に回復することを願います。手術が不可能である場合は、ほかの治療を受けてでも、日常生活ができるぐらいに回復することを願います。さらに元の自分の生活に戻るのがむずかしくなっても、せめて自分のことは自分でできるようになりたいと願います。長く生きられないということがわかると、心地よい体調で一日一日生活ができればと願います。希望とすることを変えながら、希望をつなげて生きようとします。

Kさんは手術を受け、抗がん治療も受けて闘病生活をしてこられた方でした。がん再発や転移を体験しながら、徐々に思いを変えてこられました。どうしても完治したいと思っておられたKさんでしたが、再発しやがて転移していることがわかったあと、もうがんと戦うのはやめよう、がんと仲良く生きることにしようと思ったそうです。がんが体の中にあることはいやでしたが、毎日腹部をさすりながら、がんに向かって語りかけるようになったというのです。

「君たち、体の中で広がるのはもうやめてくれないか。広がると君たちも死ぬんだよ、それよりもお互い仲良く生きようよ。君たちがじっとしてくれていたら、君たちも生きられるんだからな」

Kさんは、がんとのつき合い方を変え、やがて緩和ケアを受けることを願ってホスピスに来られました。

ホスピス入院後も、自分の願いとするところを少しずつ変えていかれました。トイレだけは自分で行きたいと言われていたKさんでしたが、ナースの付き添いが必要になり、そしてトイレまで行くのが大変になってきたときは、ベッドサイドにポータブルトイレが置かれるようになりました。ポータブルトイレに座れなくなったときは、ベッド上の生活になりました。そんなKさんが「今日一日」と三度も言い切られたのです。旅立ち近くなっても、つなげることのできる希望を、人は必要としているのです。

さて、病める方の希望を支えるために、周りの者が協力できることについて、二つ考えてみましょう。

生きることへの援助

病める人にとっての希望、それは生きたいということです。どんなに過酷な状態であっても、そして納得してホスピスを選んでこられた人であっても、生きたいという気持ちは持っておられます。そして時々、患者さんからお聞きする言葉は「奇跡」です。

「奇跡という言葉があるということは、本当に奇跡が起こったことがあるからでしょ。小さな確率でもいい、一つの可能性として奇跡を考えることができることは希望です」と言われた方がいました。

病める方には、うそでもいいから励ましてほしい時期があるようです。しかし、医療者は患者さんが現実の厳しさを受容できるよう援助することを、一番優先してしまう傾向があります。

患者さんが短くしか生きられないことを理解し、今しかできないことをしてほしいと願ってしまうからでしょうか。ですからもう一度歩けるようになることは、かなりむずかしいと医師から説明を受けている患者さんが「昨日、足が動いたような気がする」と言われると、医療者は患者さんがおそらくこれからたどるであろう過程を推測することができるだけに、複雑な気持ちになることがあります。そしてひょっとしたら奇跡が起こって、自分の願いが叶うのではないかと患者さんが過度な期待を持つことに、不安を感じてしまうこともあります。

しかし、患者さんの希望を支えることとの一つの心得は、病める方のそのときそのときの小さな喜びを一緒に喜ぶことです。「足が動いたような気がするよ」と報告してくれたとき、「良かったですね」と言葉をかけ、共にしっかり喜ぶことは、患者さんの生きることへの援助です。「このままいくと、歩けるようになるのも夢じゃないな」と期待を大きく語り出しても、患者さんのそのときの夢を、黙って温かく受けとめられるよう努力をしましょう。

数か月の余命をほのめかされた患者さんが医療者に「せめてあと三年は生きたい」と言ったところ、さらに厳しい病状説明が後日なされたことがありました。現実を受けとめることができていないと、医療者はあせりを感じてしまったのです。ところがその患者さんと二人で話していたとき、こう言われました。

「私は医学的な余命も心にとめていますし、別に否認しているわけではありません。もう三年間生きるのは、自分でも無理だと思っています。だからこそ口に出して言ってみたかった。『三年は生きたい』と叫ぶのは自由だと思います」

病める方は、自分の体で感じるものがあり、厳しい現実を全部受けとめることができなくても、病状説明をかなり心にとめていることが多いのです。病める方の言葉を表面だけで受けとって、あせるあまりに、生きることへの援助がいびつにならないように注意しましょう。とくに医療者は、患者さんが現実を正しく受けとめているという印を求めます。夢のようなことを言われると、こちらの説明不足であるかのように、これでもかこれでもかと、生きる希望をたたきつぶす説明をしてしまうことがあることに、注意しなければなりません。

旅立ち二週間前の患者さんは、午前中うかがったときは「いよいよ葬式の日も近づいてきたし、こんな暑いときに来てもらう人のことを考えたら、申し訳ないな」と言われ、夕方うかがうと、「元気になって退院したときは、一度家に遊びに来てほしいな」と言われました。これが末期がん患者さんの世界です。旅立ちの時期がたとえ迫ってきたときでも、病める方は生きたいという希望と共に生きます。「あなたは確実に死ぬ人」としてだけ見られ、かかわられるのが、一番いやで傷つくのです。医療者は、医学的な常識の世界で生きていますが、患者さんの心に寄り添って生きるためには、病める人の世界に一歩足を踏み入れることが必要です。つまり「奇跡」が起こる可能性を認めてかかわることです。

実現可能な楽しみをふやすこと

病める人が会いたいと思っている人の見舞い日は、楽しみの日であり、生きている喜びを感じさせる原動力になっています。病んでいても、入院生活であっても、今日一日に、今週に、来週に、楽しみ、希望、喜びが必要です。そのために、ご家族のみなさんに協力していただいています。外出・外泊の援助によって、病める方はご自分の家に帰ったり、コンサートに出かけたり、外食することが可能となり、計画してその日を迎えることは、希望となっています。一年後に予定されていた娘の結婚式を早めて式に出席することを希望とした患者さんもおられました。来週、遠方の孫が見舞いに来てくれること、今日、妻が自分の大好物を差し入れしてくれるのを待ち望む患者さんのお姿にも、希望を感じてきました。予定がない毎日ではなく、単調な療養生活に、今日を迎えることを楽しみにさせる何かの予定を、家族の協力のもとに立ててみることをすすめてまいりました。

そして医療者も患者さんに楽しみを提供することを大切にしたいと思ってきました。

あるナースは見舞い客の少ない患者さんを、時々車椅子に乗せて散歩に連れていっていました。「今日は午後から、売店まで散歩に行くのよ」と患者さんはうれしそうに言われます。別のナースは、患者さんに自分が毎週見ているテレビ番組を紹介しました。その患者さんは、それからその番組を見るのが楽しみになり、ある曜日のある時間が来るのを待つ喜びが持てるようになりました。お風呂の日を楽しみにされている患者さん方はたくさんおられます。

ナースのEさんは、かねがね行ってみたい島がありました。念願かなって、夏休みに行けることになったのです。休みも確保でき、休みを取る直前の夜勤をしていました。ところがその夜勤中に、担当していた患者さんの容態が悪くなってしまいました。気持ちよく安心して休暇を取りたいと思っていましたが、大きな心配の種ができてしまいました。夜勤が終わっても、Eさんは帰る気になれず、自分が旅行している間に、この患者さんが死んでしまうのではないかと思うと、どうしてこんなときに休みを取ってしまったんだろうと悔やまれるのです。肝心なときにその人のそばにいられないと思うと、その患者さんに申し訳なくて、しばらく夏休みを取りますので不在になりますという挨拶が、とてもできないと悩んでいました。やがて師長や周りのナースの励ましを得て、Eさんはその患者さんに伝えにうかがったのです。

「実は私、明日から夏休みを取っておりまして、次にまいりますのは五日後です」と言ったとき、患者さんは正直に反応されました。

「え、君しばらくいないの」ととても寂しそうな表情で言われ、こんな大事なときにいなくなっちゃうのと言わんばかりの目を、Eさんに向けられたのです。Eさんはただただ申し訳なく、頭を下げました。すると、その患者さんは急に表情を変え、問われました。

「君ね、こんなお仕事をしていたら、なかなか連続した休みはとれないんだろう?」

Eさんは「はい」と正直に返答すると、「じゃあ楽しんでおいでよ。私は大丈夫だから」と言われたのです。決して大丈夫な状態ではありませんでしたが、患者さんの思いやりにふれて、Eさんは心が熱くなりました。

医療者にとって、患者さん方は長年の友人ではありません。考えてみれば、そんな前からではない、最近からの出会いの方々が多いのです。そんなおつき合いなのに、しかも生と死の狭間で届けてくださる思いやりに、医療者はどれほど多くの慰めと励ましを感じてきたことでしょうか。

Eさんはその患者さんの思いやりを大切にして、予定通り夏休みに入りました。旅行中何度も、その患者さんのことを思い出していました。そして休みが明けて出勤してきました。Eさんに、その方が弱ってしまったけれど、生きておられることが伝えられました。Eさんはすぐに、その患者さんに会いに行きました。

「ただいま帰ってまいりました。ご迷惑をおかけして申し訳ございませんでした。おかげ様でよいお休みをいただくことができました。これ、小さなおみやげです。ここに置きます」と言って、声をかけ、お土産をベッドの横の台の上に置きましたが、その方は目をあけることとなく、声も出されませんでした。Eさんは不在にしていた五日間の間に、とても状態が悪化していることを感じ、寂しく思いました。

しかし、そのとき、その患者さんの口元が、ゆるみ、微笑まれたのです。Eさんの語りかける声が、その方の心に届いていました。久しぶりのやさしい表情を見て、そばにおられたその方の奥様が、Eさんに言われました。

「Eさん、うちの主人、あなたが帰っているのを待っていたのよ」

Eさんの出勤が、その患者さんの最後の希望になっていたのです。あの人が帰ってくるまで生きていたいと、その方は思っておられたのです。

病める方に待ちわびていただける医療者になることの大切さを感じます。医療者だけでなく、旅立ちを前にして、病める方がある人を待つということがよくあります。

医学的には旅立たれても不思議ではない状態で、命がもっていることがあります。ある患者さんは、旅立てない理由でもあるのかしらと心配して、ご家族にお聞きをしてみると、甥をかわいがってこられ、海外にいるので帰国するのに時間がかかっていて、おそらくその甥を待っているような気がするというお話でした。やっと甥ごさんが到着し、耳元で声をかけていただくと、やっと安心できたのか、みるみるうちに血圧が下がって旅立っていかれました。人生最後に希望となるのは、お金や物でもなく、人のようです。会いたいと思う人の訪問が、最後の希望であり、喜び、そして待ちわびるほどの楽しみや安心になるようです。

家族の絆

あるとき、男性の患者さんから、

「沼野さんはクリスチャンだから、天国信じているんでしょ」と聞かれました。

「信じてますよ」と答えると、「天国はないよ」と言われるのです。「じゃ、何があるの？」と問うと「何にもない。死んだら無になるんだ」と言われました。その方のお考えをそのまま受けとめていると、その後体調の悪化に伴って、その方はその考え方では自分を支えることができず、困り出しました。何が悩みになってきたかというと、無になるということは、この世のすべてを失うということになります。旅立ちが近づいてきたとき、失いたくないと思えるものがはっきりと見えてきたのです。それは家族の絆でした。家族との思い出やつながりは、失いたくないというのです。

死ぬということは、この世から姿が消えることです。目に見える形の存在感はありません。自分だけがいなくなるのです。家族は寂しく思ったり悲しんだりするでしょうが、また歩み出すのです。自分がいない新しい生活を歩み始めていくことになります。自分だけが消えてしまうというのは、どんなお気持ちでいらっしゃるのだろうと想像してみるのですが、元気な私にはわかりかねるのです。想像してみるのに、限界を感じます。

五十代の女性のBさんには、結婚している子どもが三人、それぞれ他府県におられました。彼女の容態が急変したために、ご家族のみなさんを病院に呼び寄せました。ご主人様と三人の子どもさんたちが、駆けつけて来られました。医師はご家族のみなさんに、二、三日の命であることを伝えました。あと二日間ぐらいだったら、お母さんのそばにいてあげようということになりました。そのとき、長男は「こういう場合、母のために何ができるのでしょうか」と聞いてこられました。

「お母さんは、自分のほうからお話をされるのは無理だと思いますが、寝ておられるように見えても、耳は聞こえています。ですから今まで感謝している思い出や、感謝の言葉を語りかけることはできますよ。お母さんが安心したり、喜んでくださるような声かけをしてみてください」

長男は、早速病室に戻り、ほかの兄弟たちとお母さんのベッドを囲んで、お母さんとの思い出を語り合う、幸いな時間を持たれました。

ところが三日は過ぎ去り、Bさんの状態は変化せず同じでした。子どもさんたちは、感謝の言葉かけをひとまず終了し、話題は互いの近況報告に移っていきました。久しぶりに三人がそろったのです。今の暮らしぶりを一人一人が分かち合っていたときです。長男が、一年前に、家族でハワイ旅行をしたときのことを話したのです。すると、長女が「うちの家族も半年前に、ハワイ旅行をしたよ」と言うと、次女が怒り出しました。

「お兄ちゃんもお姉ちゃんも、どうしてうちの家族を誘ってくれないのよ。だいたい昔からそうじゃないの。私を誘ってくれたことがなかった。うちの家族はハワイに行ったことがないのよ」

Bさんのベッドを囲んで、そんな話になり、長男はお母さんに兄弟げんかを聞かせてはかわいそうと思ってか、次女をなだめるつもりでこう言ったのです。

「今度、みんなで一緒にハワイに行ったらええやないか」

Bさんはいないのです。Bさんが旅立ったあとのことを意味しています。みんなが一緒に行くとき、「今度」とは、Bさんはいないのです。それをBさん自身が感じとってしまったのでしょうか。もうBさんご自身がお話をされることはないと思っているような状態だったのに、不思議なことにBさんの口が動いたのです。小さな小さな声でしたが、寝ているように見えるお姿で言われました。

「私も一緒に」。みんなが一緒に行くとき、私も一緒に行きたいと。

病める方は、旅立つまでの間に、一つ一つ大切なものを失う体験を持ちます。体の自由な動き、名誉、地位、仕事等、そして旅立つことによって、すべてを失うことになります。そのとき、家族との別れが一番つらいものです。しかし家族との思い出や絆は、目に見えないもの、ですから、これだけは保持したい失いたくないと思ってしまいます。

Bさんはご自分の旅立ちが近いことを十分にわかっておられました。だからこそ、おっしゃりたかったのでしょう。

「みんなでハワイに行くとき、私はもうこの世にいないけれど、私のことを思い出してね。姿が見えなくても、私もみんなと一緒にいるからね」

Bさんにとって、死んでも家族と一緒にいたいというのが、希望でした。見えない姿でみんなを守ってあげるからねと言いたかったのでしょう。そんなときに、三人の子どもたちは、Bさんに声をかけました。

「お母さんは、私たちの心の中で生き続けるよ。これからもずっと一緒だからね」

Bさんの口元がゆるみ、お顔は微笑んでいました。

病める人は、家族から死を越えても絆を感じる言葉がほしいと願っています。

「あなたのことを忘れないよ」

「また会おうね」

と言われたいのです。

六十代のOさんは、自分の旅立ちが近づいたことを感じて、ある日見舞いに来ていた妻に、初めてこんなことが言えました。

「生まれ変わっても、君と結婚したい」

妻からは返事はありませんでした。

Oさんはあせりを感じて「何が気に入らんかったんや」と問うても、返事がありません。やがてOさんは、反省の気持ちをこめて、「酒か?」と言うと、妻は椅子から立ち上がって、はっきりとOさんに言ったのです。

「そうよ。そのお酒よ。だからあなたとは今回きりにしたいの」

Oさんはがっくりきて、旅立っていきました。

人生の最後に心の支えとなる希望は、それまでの生き方のゆえに得られるものであると、ホスピスで学んできました。家族とのかかわりをなおざりにしていると、一番肝心なときに、思いが届かないことがあります。

人生最後の希望を得るために、大切にしなければならないことを、今から大切にしておかなければなりません。

ユニークな役割

私はかつて病院で勤務する薬剤師でした。途中でチャプレンとカウンセラーに転職をしました。私は自分の働きを患者さんに紹介するとき、「心のケア担当」と言ってきましたが、名札に「チャプレン」と「カウンセラー」の両方が書かれていますので、「チャプレンって何？」と患者さんから、よく聞かれてきました。

チャプレンとは、宗教的援助者のことです。そして、多くの場合、宗教的カラーを持つ施設にのみに存在しています。私も長くキリスト教主義の病院で勤務してきましたが、近年は公立病院で働く機会にも恵まれてきました。専門を神学と心理学の両方を持ち合わせて、チャプレンとカウンセラーという二つの職種を組み合わせ、私独自の仕事のしかたを作ってきたということです。どのような姿で、どのような働き方をすれば、医療チームの中で、自分の働きを生かすことができるのだろうと考え、今の働き方に到達いたしました。

私は現在、白衣を着ずにホスピスで働いています。外見ですべてが決まるわけではありませんが、白衣や制服を着ていないために、患者さんやご家族のみなさんにとって、あまり遠慮しなくていい人と思われているようです。病気になられたゆえのさまざまな心の葛藤におけるケアと、宗教的なケアが私の本業の仕事ですが、それだけに限らず、遠慮せずにお分かちくださる本音のお話にも、耳を傾けてきました。

本音のお話の一つが、医療者への不満です。ホスピスに来る前の病院でのこと、そしてホスピスでの人間関係がよく話題になります。医療者の言葉や態度で患者さんや家族の方々が傷ついたり、誤解をされていることがあります。そんなときにただ聞くだけのときと、いやな思いを少しでも楽にするためにアドバイスをしたり、誤解を解くために説明をしたりすることもあります。病院の人のようで病院の人のようではない微妙な立場を、今まで大切にしてきました。病院のことはよくわかっていながらも、病院寄りすぎない物の見方ができる人というイメージを持ってくださるのは、ありがたいことです。だからこそできる働きがあることを知るようになりました。患者さんやご家族のお話をうかがっていると、医療者の言動が与える影響の大きさを感じます。傷ついた心は、病気の苦しみを倍増させ、最後の日々を複雑にさせています。

医療者の思いやりのある、温かい言葉や行為に感謝されているうれしいお話をうかがうこともあります。それゆえに、傷ついたお話をうかがうと、残念な思いになります。人間関係を作っていくとき、誤解する・されるということもありますし、両者の感じ方、理解のしかたも影響してくるために、信頼関係を形成していくのは、簡単ではありません。医療者に不信感を持っておられる方も少なくなく、心が痛みますが、良心的な、誠実な温かい医療者との出会いによって、偏見が取り除かれ、心癒されていく患者さんやご家族のお姿も見てまいりました。こんなドクターやナースもおられるんだと、喜んでお出会いしていただきたい医療者は、私が知るかぎりだけでもたくさんいます。

心してお話をうかがうようにしてきた二つ目は、繰り返して話されるお話です。

八十代の男性の患者さんは、戦争のときの話をよくされていました。その方が奥様に話し出すと、「またその話？　もういいかげん、その話はやめてよ」と言われてしまうのです。家族だからこそ、聞ける話もありますが、他人だからこそ、おつき合いできる話もあります。何度も同じ話を聞くのは、家族には耐えられないことのようです。しかし、同じ話を何度もするということは、よほど強烈な思い出があるということです。その思い出を語らざるをえない気持ちというものを、誰かが、受けとめる必要があります。そんなとき、家族よりも他人のほうがその役を引き受けやすいのです。そして比較的時間の調整がしやすい仕事についている私は、その役目を意識して担ってきました。もちろん他人だからこそできるこの働きは、ナースをはじめとするスタッフたちやボランティアとも共有してきました。

三つ目は、超自然的な話です。私が宗教的援助者でもあるので、患者さんやご家族のみなさんにとって、話題にしやすいのでしょうか。科学的には説明できないような奇妙な話や不思議な話、奇跡の話についてお分かちくださるのを、よくお聞きしてきました。「奇跡が起こってほしい」と言うと、ドクターやナースは、その話題に乗ってこない、避けるというイメージが、患者さんにはおありのようですが、本当はそんな話もしてみたいのです。

六十代の女性のFさんは、クリスチャンの友人をお持ちでした。その方がお見舞いに来られたときは、聖書の話を聞き、私が訪問したときには、聖書に関するいろんな質問をしてこられました。でもなかなか信じることはできず、むしろそんなものは信じないよという態度をとっておられました。

ところがある日から、Fさんの様子が変わり、「私のために祈ってください」と言われるようになり、とても素直になったのです。いったいFさんのお心に何が起こったんだろうと、不思議でした。そしてそれから一か月たった頃、驚くような夢の話をしてくださいました。

「一か月前の一月の初め、夜、夢を見ました。イエス様が大きな十字架にかかっておられるのです。びっくりしました。とても苦しそうでした。そばで見上げていた私は、突然、引き上げられて、十字架上のイエス様の視線と同じ高さになりました。イエス様は私に、『あなたのために、私が十字架にかかっていることを、あなたは信じないのか』と聞かれました。私は、『信じられない』と言いました。すると、イエス様は『私についてきなさい』と言われて、私を方々の地に連れて行ってくださいました。イエス様は、人々の病気を癒され、湖の上を歩かれ、嵐をお静めになられ、私はイエス様のなさることに驚きっぱなしでした。すごかったですよ。聖書に書いてある通りでした。一緒に旅をした後で、イエスさまは、また十字架の上から言われました。『あなたのために、私は十字架についているんだよ。あなたはまだ信じないのか』と。私は『信じます！』と答えました。イエス様の十字架に、金のハトが天から下がってきて、とまりました。すごい光景でした。口ではとても言えません。その夢が、あまりにも心に焼きつき、夢からさめてからも、非常な恐れと喜びで、この一か月間、口にできませんでした。今日、初めて言えました。イエス様を信じて、洗礼が受けたいです。力になってください。でもこんな話、先生やナースのみなさんには言わないでくださいね。お聞きになったら、きっと頭が変になったと思われるでしょうから」

Fさんのように夢の中で見る超自然的な現象は、よく話題になります。観音様が見えたとか、阿弥陀様が病室に来てくださったというようなお話もうかがってきました。

また、医学的には助かるのがむずかしい状態の人が、奇跡的に回復した話は、患者さん方は関心がありますが、ドクターやナースと話すには、抵抗があるようです。

「近所の人が、がんになって、余命二か月と言われていたのに、○○療法をしたら、三年たってもまだ元気に生きている」と話されるのです。

信じられないようなお話でも、その患者さんにとっては貴重な体験であったり、心の支えとなる希望であることが多いのです。ですから勇気を持ってお分かちくださるお話を大切にお聞きしてきました。そんなばかなこと、起こるはずがないと思うことが起こることが、人生の面白さです。今までびっくりするようなお話を、たくさんお聞きしてきたことは、この仕事についてきた特権だと思っています。

四つ目は、うそやごまかしていることを、正直に打ち明けてくださるお話です。

「『先生に、痛みはどうですか』と聞かれて、『大丈夫です』と適当に答えておいたけれど、

本当は三日前から痛いときがある。でも『痛い』と言えば、薬の量がふえるか、薬の種類がふ
えることになるのが、いやなんだ。だから、先生には言わないでほしい」と口止めをお願いし
ても本音を語られる患者さんのお言葉に、耳を傾けてきました。
「入院してきたとき、結婚歴はありません。ずっと独身を通してきましたとナースに言って
しまったけれど、実は一度結婚したことがあって、息子も一人いるんだけれど、二歳のときに
別れているんだ」と言われた患者さんや、「妹ですと紹介したあの子は、実は僕の彼女です。
不倫相手なので、病院の人に説明するのがむずかしかったから、妹にしておいた」と言われた
方もおられました。患者さん方は、とことん、うそをつき通すことができないようです。途中
で、自分のほうからバラされるのです。そんなとき、聞き役になってきました。本当のことを
話してくださるのはありがたいのですが、びっくりしてきました。そして話してくださったこ
とを、どう心にとめようかと悩んだり、どう配慮したらいいのかと、考えめぐらせてきました。
病院という世界は、ドクターやナースが花形です。しかし、チームを組みながら、その隙間
を埋める働きにも意味があると感じてきました。信頼して話してくださる患者さんやご家族の
思いを受けとめることは、私にとって容易なことではありませんが、これからも努力を重ねて
まいりたいと思っています。そしてホスピスチームの中での独自な働き方を、さらに見つけて
まいるつもりです。

第4章

親の思い、子の思い

もう自分は長く生きられないということがわかってしまったとき、人は何によって自分の心を支えるのでしょうか。

ホスピスに入院されている患者さん方に、ある日問うてみました。

「あなたは、自分の病気が手遅れ状態であることを知ったとき、あなたの心は何によって支えられましたか。一つだけお答えください」と。お聞きした方々は、即答で、「家族です」とみなさんが言われたのです。一番の心の支えは家族の存在だというのです。家族には不思議な力があるようです。

しかし、長年のホスピスでの勤務の中で、いろんな家族の姿を見てまいりました。家族の絆って、何だろうと思います。近年、複雑な家族の姿に触れることが多くなり、心を痛める場面もあります。家族の絆は、ときには弱く、もろくなってしまうもの。でも強い固い絆も築けるはずです。

親の見舞いに来ない子ども

六十代のNさんは、健康に自信のある方でしたが、ある日、がんにかかっていることがわかりました。可能性のある治療は受けられましたが、効果は空しく、やがてホスピスを自ら選択してこられました。一か月半は穏やかな日々を送ることができましたが、やがて少しずつ体調は下降するようになり、Nさん自身がそれを誰よりも感じておられるようでした。

ある日のこと、いつものように訪室した私に、Nさんはこう言われたのです。

「もう、あかんな」

あかんとは関西弁で、だめだという意味で、もう終わりだということです。私はNさんの言おうとしていらっしゃることはわかっていましたが、あえてお尋ねしました。

「Nさん、何があかんのですか」

するとNさんは、「体の中から生きていける力がもう出てこない」と言われました。とても寂しい、悔しそうな表情でした。Nさんが体で感じておられることは正確だと思った私は、Nさんに「そんなことを言わないで、頑張りましょうよ」と白々しい励ましの言葉はとても言えませんでした。

自分の死が近づいていることを感じておられるNさんに、「私に、何かできることはありませんか」と問うてみました。すると、「娘に会いたい」と言われるのです。そういえば私は一度も娘さんにお会いしたことがありませんでした。この一か月半、入院されてから一度もお見舞いに来られたことがなかったのです。Nさんは時の限りを感じておられたのでしょうか。急いでおられるようにこう言われました。

「家内は今日は来ない日なんだ。明日も来てくれるかどうかわからないし、沼野さん、申し訳ないけれど、家内に電話してくれないかな。そしてぼくが娘に会いたいという思いを家内に伝えてほしい。お願いします」と。

「娘さんとは、いつから会っておられないのですか」と尋ねると、「約二年」と言われました。何かご事情がおありだったと察していましたが、何もお尋ねはしませんでした。

それから私は奥様に電話をし、Nさんの伝言を伝えました。奥様は「主人はそんなことを申しましたか」とやや驚いておられる声でしたが、協力的で、「私のほうからすぐに娘に連絡を入れます」と言ってくださり、私からは、体調を考えて、なるべく早く娘さんには来ていただいたほうがいいことを付け加えました。奥様は「私から言うと、娘はすぐに来ます」と言ってくださり、私は安心して、Nさんに「娘さん、もうすぐ来てくださいますよ」と伝えたのです。

Nさんはそれから待ち続けました。言いたいことがおありだったのでしょう。話ができる時間と生きられる時間とが、必ずしも一緒ではないだけに、Nさんが話せる間に来ていただきたいと、祈るような思いで、娘さんが来られるのを私もお待ちしていたのです。

ところがどんなにお待ちしても来られない。私はだんだんあせる気持ちを持つようになりました。Nさんの状態は、日ごとに悪化し、お話する力もなくなっていきました。Nさんは娘に会いたいと言われてから、十日生きられましたが、とうとう娘さんは来られませんでした。

Nさんをお見送りして、ご自宅ではおそらくお通夜、葬儀が行われたであろうと思われるその翌日、Nさんの奥様が病院に支払いに来られました。ご挨拶くださるその後ろに、娘さんらしきお姿があり、ひょっとしてと思ったら、奥様が「うちの娘です」と紹介してくださいました。本当は「どうして来られなかったのですか」と問いたい気持ちで一杯でしたが、どんなご事情で来られなかったのかがわからない以上、決して娘さんを責める言い方をしてはいけないと、私の心でブレーキがかかりました。そして娘さんにこう申しました。「お父さん、あなたの話をされていましたよ」。

すると娘さんは、「私、わざと来ませんでした」と言われるのです。びっくりしている私に、娘さんは続けてこう言われました。

「私は父のようになりたいと思って、小さいときから父の仕事にもあこがれ、同じ道に進みました。大学を卒業してから関西の会社で仕事をするようになり、やがて大手の会社から仕事のチャンスをいただき、地元を離れて生活をするようになりました。慣れない地での生活、そして、職場でいじめに遭い、私はやがて重いうつ病になってしまったのです。仕事ができない時期を約二年間持ち、最近ようやく仕事ができるようになりましたが、その最も苦しかったとき、私は父に何度もメールを入れました。しかし、一度もメールを返してくれたことはなかった。私は父からの思いやり、慰めがほしかったのです。一番大切なときに、父は私と共に生きてくれなかった。だから私はわざと来ませんでした」

精神的なつながり

私が病院という世界に入って仕事をするようになって、三十年以上がたちました。その間に変化したとよく思うことの一つが、家族の姿です。昔は、「お父さん危篤」といえば、勘当されていた子どもたちも、このときとばかりは集合していました。みんな親のもとにきちんと集まったのです。ところが近年、子どもの数が減っているにもかかわらず、三人の子どもたちも、二人の子どもたちでも、臨終の場にそろわない。Nさんのように、一人っ子ですら来ない可能性もあるのです。

それはどうしてでしょうか。病気のお父さん、お母さんのもとに行きたくても行けない事情の人もおられます。ある息子さんは、お母さんが旅立たれるギリギリに来られ、最後の瞬間はおそばにおられましたが、悔しそうにこう言われました。

「もっと来てやりたかったけれど、私の職場は、お通夜と葬儀しか休めないのです。だから、こんなギリギリになってしまって」

社会的な責任や立場のために、親の旅立ちのときですら、思うようにできる時間が持てない時代なのかもしれません。

しかし、わざと来ない子どももいることに心が痛みます。そもそも、人はなぜ、病気であるその人のもとに、来ようとするのでしょう。「○○おじさんが入院しているよ」という知らせが入る。「○○おばさんが入院しているよ」という知らせが入る。そのとき、○○おじさんのもとに飛んで行きたくなるのに、○○おばさんのもとには、別に急いで行こうという気にならない。遠いし、忙しいし、という理由でわざわざ時間を作ってでも、訪問をする気持ちになれない人もいるのです。

誰かが病気になってその人が今ホスピスにいるよと聞かされたとき、その人が自分にとってどんなに大事な人だったのかがわかる人は、どんなに忙しくても、遠方でも来る努力をされます。元気な間は少々疎遠でも、その人が近い将来死ぬかもしれないというニュースを耳にしたとき、その人が自分にとって、どれほどかけがえのない人だったのかが、はっきりとわかるのです。そして、その人のそばに行きたくなる。その人に無性に会いたくなる、何を置いてでも、飛んで行きたくなる。

その人が、自分にとってかけがえのない人であると気づける要因とは、何でしょうか。それは、血のつながりではありません。親子だからという理由で、子どもは親のもとに飛んで来るのではないのです。その人との思い出の中で、精神的なつながりを持っているかどうかが、大切になってきます。つまり、つらかったときに、その人に慰めてもらった、励ましてもらった、そばにいてもらった、話を一生懸命聞いてもらった、一緒に泣いてくれた、よきアドバイスをもらった等、心にふれる温かい思い出や、この人に大切にされていると、しっかり感じとれた思い出を持っているかどうかです。

そういう意味では、お母さんよりお父さんのほうが、割に合わない思いをされている人が多いように思います。お父さんは家族のために一生懸命働いておられるのに、お金でお世話になるというのは、あまり人の心にふれません。仕事から帰ってきたら、子どもはもう寝ている。朝出勤するときには、まだ寝ている状態。お父さんは、子どもの大切なときに、そばにいてやることができないのです。子どもと精神的なつながりを作るのに、不利な立場にいらっしゃるように思います。しかし、不在でも夫の思いを子どもに伝えようとされる、賢い妻もたくさんいらっしゃいます。

「お父さんね、あなたと本当はゆっくりしゃべりたいなと悔しそうに言ってたよ。あなたのことを、とても心配してた。お父さんはね、あなたのことがほっとけなくて、とっても大切なんだよ」

直接伝えることのできない夫から子どもへの思いやりを、妻が伝え続けて、子どもの心に届ける姿もあるのです。

子どもなんだから、血が通っているんだから、いざとなったら会いに来てくれると安心するには、むずかしい時代になりました。子どもの人生の大切な時期に、しっかりと心に残る思い出作りをしておかなければなりません。精神的なつながりを作っておくこと、それが鍵です。

絆は育てるもの

親子の絆とは、何だろうと、ホスピスでの出会いの中でよく思います。

六十代のＹさんは、家族に恵まれ、やさしいご主人様はほとんど毎日お見舞いに来られていました。息子さんも時々合流され、三人仲良く過ごされている姿には、温かいものがありました。ご主人様と息子さんも仲が良く、家庭的に何の問題もない、よい家族だなと思っていたのです。

Ｙさんの病状は、ある日を境にどんどん悪化していきました。かつてほど会話をすることも楽しめなくなり、うとうとと眠っておられることが多くなっていきました。

旅立ちの日が近づいてきたそんなある日、「Yさんが来てほしいと呼んでおられます」という連絡を受けて、私はすぐにおうかがいしました。

「Yさん、何かご用ですか」と耳元でお尋ねすると、最後の力をふりしぼって、小さな小さな声でこう言われました。

「あのね、息子は本当は主人の子ではないの。たまたま血液型が一緒だった。だから主人は疑うことなく息子を大事にしてくれました。とうとう主人に、このことを言えなかった」と。

あまりに大きな告白に、私はただうなずいて聞くことしかできませんでした。Yさんがどんな思いで生きてきたのか、表面の姿からはとても想像しきれなかった気持ちが伝わってきて、私の心は重たくなりました。

チャプレン（宗教的援助者）やカウンセラー（心理的・精神的援助者）という職種で心のケアを担当していると、患者さんやご家族の方々から秘密をお聞きすることがあります。そんなとき、私の心にだけ納めてきました。当時、一緒に働いたスタッフたちにも、このことはお分かちしませんでした。

Yさんは、秘密を口にされてから、深い眠りに入り、旅立っていかれました。Yさんのご主人様と息子さんは、二人で助け合って生きていきますと言われ、いたわり合って帰っていかれました。二人の寄り添った後ろ姿を、今でも忘れることができません。

Yさんのご主人様と息子さんは、実は本当の親子ではないという事実を知らなかったとはいえ、固い絆を持っておられました。それはきっと、一緒に生活をし、一緒に喜んだり悲しんだり、悩んだり、苦労したりした日々の積み重ねの中で築いてこられたのではないでしょうか。

子どもにとって大切なことが二つあります。産んでくれることと、育ててもらうこと。世の中には、産みの親と育ての親とが別々で二人のお母さんを持っている人がいます。この世に生を受けること、産み出してもらうことは、子どもにとってとても大事なことですが、育ててもらう過程は時間をかけるだけに、親と一緒に生活をしながら、関係を深めていく機会となります。ときには親子の間でも、傷つけたり、傷つけられたりしながら、許すことも学び、人として成長していくとき、育ててもらうことのありがたさを感じます。そうやって親子の絆は、強まっていくのかもしれません。

親が、かけがえのない人と思えるのは、産んでもらっただけではなく、むしろ育ててもらうことが、どれほど絆を強めることになるか、Yさんのご主人様と息子さんのかかわりから、絆は育てるものであると教えていただきました。

私を認めてほしい

五十代のSさんは、商売をしてこられた方で、父親の仕事を継いでおられました。妻にも手伝わせ、その商売を立派に継続してきたのです。Sさんとお話ししていると、よくその商売の話になりました。朝早くから夜遅くまで、休みなく働いていたこと、妻がよくついてきてくれたこと、病気になった今となっては、あんなに元気に働けたことは、遠い昔のような気がすると懐かしそうに話されました。

訪問を重ねているうちに、Sさんはご自分の人生を振り返り、心の痛みを語り出されるようになりました。それは父親との関係でした。

Sさんは二人兄弟で、お兄さんがおられました。幼いときからお父さんは、お兄さんばかりをほめ、頼ろうとしたそうです。家業を継ぐのも、本当はお兄さんのはずだった。ところがお兄さんはしたいことがあり、結局は次男であるSさんが継いだのですが、そのとき、Sさんのお気持ちの中に、これでやっとお父さんは私を頼ってくれる、認めてくれるという期待がありました。しかし、お父さんはSさんを一度も認めず、頼ろうとせずにこの世を去ったそうです。今やSさん自身が旅立とうとするときに、Sさんが何度も悔しそうに言われた言葉、それは、「おやじは、ぼくを一度もほめてくれなかった。認めてくれなかった」でした。

Mさんは、六十代の父親のお見舞いに来られていました。小さいときからなぜか父親から嫌われていたような気がすると言われ、お父さんの命の短かさを知って、関係の修復を願って、何度も足を運んでおられました。

しかし彼女の努力は空しく、お父さんは彼女に一度もやさしく接しようとされませんでした。

Mさんが寂しそうな表情で言われた言葉も同じでした。

「お父さんは、私を一度も受け入れてくれなかった。ほめてくれなかった。認めてくれなかった」

子どもにとって必要なこと、それは、親に認めてもらうこと、ほめてもらうことなのです。この世を去ろうとするSさんにとって、父親から認めてもらいたかったという思いは、大きな心の傷になっていることに、Sさん自身が気づかれ、最後まで心の悔しさとなりました。Mさんにとって、お父さんにほめてもらうことは、今後自分はどう生きていくのかにかかわる大事なことだったのです。

親との関係で、心の傷を持っている娘や息子たちが、最近ふえています。親が自分とどうかかわってくれたかという思い出の中で子どもは生きます。ときには厳しく叱ることも必要でしょう。未熟な考え方に、親のアドバイスも必要でしょう。いつまでたっても頼りなく思えたり、生意気に見える子どもかもしれません。しかし、子どもには必要なのです。きちんと親から認められること、ほめられること、期待されること、信頼されること。そうされることによって、子どもは親との正しい関係を築いていくことができるのです。

親の思いが子どもに届く日

旅立つ前に、残される子どもさんたちのことについて、相談を受けることがあります。親でいらっしゃる患者さん方にとって、子どもたちにいろんなことを教えたり、今のうちに自分の思いを伝えておこうと思うが、子どもたちがどこまで理解できるのかが不安だというのです。

確かに、子どもが幼稚園児以下の年齢だと、親のこと自体も記憶に残らないかもしれません。しかし、小学生以上になると、記憶にとどまり、そのときに言われた内容を、全部理解したりできなくても、成長に合わせて昔言われた言葉を思い出して、深く解釈していける可能性があります。親がこの世を去ってから、初めて親の思いがよくわかるようになるのかもしれません。

八十七歳でこの世を去った祖母の気持ちがいまだによく理解できない面があり、娘である母は、ある日台所で夕食の支度をしながら、ぽそっと言ったのです。

「おばあちゃんの気持ちは、おばあちゃんの年齢にならないとわからないのかもね」

もう時間があまりない、旅立たなければならない患者さん方に、伝えてきました。

「親の思いが、子どもの心に届く日が必ず来ますよ。でも、今すぐわかってもらうのは無理です。子どもは親がいなくなっても、時々に親を思い出し、親が言っていた言葉を思い出して理解しようとするのです。ですから、子どもは親の思いを一生かけて理解する可能性があるのですよ。だから、子どもに伝えたい思いはとにかく言葉にしておきましょう。話して伝えるか、書いて伝えるか、伝える努力はしておきましょう」

残りの時間が少ないことを意識して、しんどいにもかかわらず、見舞いに来た十代の子どもに一生懸命思いを伝えても、「うん、わかった」ぐらいしか言ってもらえず、本当にわかったんだろうかと心配になりますが、長い時間が必要なのです。子どもが小さすぎる場合は、その子が成長したときに親の思いを周りの家族が伝えることもできます。

生きている間に思いが届いたと納得し、安心できたらいいのですが、それはむずかしいかもしれません。しかし、親の思いは、いつの日か子どもの心に届くことを信じて、語っておきましょう。

旅立つ前の親の願い

子どもを持つ患者さん方から、この言葉を今まで何度、聞いてきたことでしょう。そして先日も、八十代の女性の患者さんが、旅立たれる一週間前に言われました。

「子どもたちが仲良く生きてほしい」

親にとっての一番の願いは、子ども同士が仲良く助け合って生きてほしいということです。

結婚して、それぞれ伴侶を持ち家族を持つと、兄弟関係が変化してしまうのは残念な姿です。親がよかれと思って残した財産をめぐって、兄弟関係にひびが入ったケースもたくさん見てきました。仲良く生きることは、容易なことではないようです。

子どもの頃一緒に遊んでいたよき思い出を決して忘れることなく、小さな思いやりを互いに持ち続けることができるか、その努力が期待されています。

親にとっては、どの子もかわいいのです。そして、自分が産んで育てた子ども同士が仲良く生きることこそ、最高の親孝行です。

親にとっての二番目の願いは、自分がいなくなった後、悲しみすぎないでほしいということです。

四十代のAさんは、二十歳の娘さんと二人で生きてきました。若くして病気になってしまい、娘のために頑張ってやらなければと一生懸命生きる努力をしてきましたが、病状は日に日に悪化。もう長くは生きられないと思ったAさんが、心配そうに私にこう言われました。

「私が死んだ後、娘が悲しみすぎないでくれたらいいのだけれど。娘には、しっかり生きてほしい。人生をたくさん楽しんで、多くの喜びを持って生きてほしい。あの子には幸せになってほしいのです。私がいなくなって寂しくなるでしょう。でもいつまでも泣いていてほしくはありません。悲しみを引きずりすぎないで、自分を見失うことなく、自分の願う道をしっかりと歩いていってほしいのです」

旅立つ親たちは、心の中でこう言われています。

「子どもたちよ、旅立ちは順番なんだよ。だから親の死は寂しくて悲しいけれど、必ずいつの日か経験しなければならないこと。たくさん泣いてもいい。もちろん思い出してもほしい。でも自分の人生をしっかり生き続けてください。旅立つ前に、子どもたちよ、お父さん、お母さんは君からの約束の言葉が聞きたい。『私、しっかり生きるからね』という言葉を」

親を失う幼い子ども

三十代のTさんには、五歳の娘、ゆみちゃんがいました。Tさんはこの二年間入退院を繰り返してきました。そして今回の入院は三か月が経過しています。Tさんのお母さんが遠方から来られ、ゆみちゃんの面倒を見ておられました。

ゆみちゃんにとって、お母さんが家にいないことは、当初は寂しいことでしたが、不在の時間が長くなってくると、お母さんがいない生活というものができあがってきてしまいます。お母さんは病院にいる人というイメージが少しずつ確立されていきます。それでも、おばあちゃんに病院に連れて行ってもらうことは、ゆみちゃんの楽しみでした。大好きなお母さんに会えるのですから。お母さんに幼稚園で描いた絵を見せてあげようと、絵を手に持ち、先生にほめてもらったことをお母さんにお話しようと、心はワクワクするのです。いつもの元気そうなお母さんが待ってくれているときのお見舞いは、ゆみちゃんにとって楽しいものでした。お母さんは家にいるときよりもやさしかったり、ゆっくり話も聞いてくれます。そして病院では激しく怒ったりしません。

ところがある日を境に、お母さんの容態は下降線をたどり始めました。やさしい表情は消え、ときにはつらそうです。「お母さん」と呼んでも、以前のようにうれしそうにしてくれません。こっちをじっと見ているだけです。大きな声で話しかけると、いやそうにします。そしておばあちゃんに「静かにしなさい」と叱られます。そしてだんだんと痩せてきて、顔が元気だったときとは違って、別人のように見える日もあります。なんだか怖い気がします。

お母さんはやがて、見舞いに行ってもじっと寝ているだけになりました。おばあちゃんは、呼びかけるとお母さんは聞こえているよと言います。お母さんの手を握ってごらん、お母さんはゆみちゃんが来てくれていることがわかるよ、喜んでくれるよと教えてくれます。

でもゆみちゃんには、お母さんが心地よさそうに、すやすやと眠っているようには見えないのです。なんだかお母さんのそばに寄るのが、とても怖くなってきました。おばあちゃんは悲しそうな顔をしています。時々泣いています。見舞いに来ると心が疲れます。だからおばあちゃんに言いました。「もうお家に帰ろうよ」。ゆみちゃんは、お母さんの病室にいるのがつらくなって、おばあちゃんに何度も言うのです。「もう帰ろう。もう帰ろうよ」と。おばあちゃんは「今来たばっかりじゃないの」と困っていました。

あんなにお母さんのお見舞いに行くのを楽しんでいたゆみちゃんでしたが、お母さんの容態が悪くなってからは、見舞いに行くのがいやになり、やがておばあちゃんに引っぱられて病院までは来るものの、お母さんの病室に入るのは怖い、いやだと言うようになりました。旅立つ前のお母さんは、いつものお母さんとは違って見えるのです。

そして、ある日のこと、おばあちゃんが病室に一緒に行こうと誘っても、ゆみちゃんはいやと言って、お友だちのめぐみちゃんの家に遊びに行ってしまいました。その日はおばあちゃんが一人で見舞いに行きました。

翌日の朝、病院から電話がかかり、お母さんの容態が急変したとのこと。お父さんも会社を休み、家族みんなで病院に行きました。お父さんもおばあちゃんも、そして病院に集まってきたおばさんやおじさんたちもみんな、悲しそうな寂しそうなお顔です。お母さんのそばにいるのは怖かったけれど、病室にはたくさんの人がいたので大丈夫でした。そしてみんなが、ゆみちゃんにやさしいのです。

お母さんの息のしかたはだんだん変化をし、みんなでベッドを囲み、みんながお母さんに呼びかけていました。お父さんもおばあちゃんも泣いていました。お医者さんと看護師さんがやってきて、お母さんの体にふれていました。お医者さんが伝えてくださった言葉を聞いて、大人のみんなは激しく泣きました。おばあちゃんは、ゆみちゃんに「お母さんはね、今天国に行ったんだよ」と伝えました。

みんなの悲しみを見ていると、ゆみちゃんも悲しくなって涙が出てきました。お母さんが遠くへ行ってしまったこと、よくわからなかったけれど、でもとても大変なことが起こっていることはわかりました。お母さんの体は、どんどん冷たくなっていきました。きれいにお化粧して、パジャマじゃなくなって洋服を着たお母さんがお家に帰ってきました。お母さん眠っているみたいと思って、ほっぺたに手を当ててみたら、氷のように冷たく感じました。ゆみちゃんにとって生まれて初めて体感した人の死でした。

ゆみちゃんは、その後一つの思いを持つようになってしまいました。お母さんが旅立つ前日、見舞いに行かなかったことを悔いました。あの日、友だちと遊ぶほうを選んで、自分はお母さんに会いに行かなかった。お母さんは自分にどんなにがっかりしただろう。そして自分はいい子でなかったから、お母さんは死んでしまったのだろうかと。

子どもが見る親の死

子どもといっても、子どもの年齢によって親の死の受けとめ方は違ってきます。中学生や高校生ぐらいになると、医師から親の病状説明を聞くことができる子もいます。親の病名を知り、現状を受けとめて、ほかの家族メンバーと協力し、病める親に配慮することができるのです。しかし小学校低学年以下の子どもたちは親の死までの過程をどう見ているのでしょうか。

まず驚くことは、子どもは子どもなりに、周りの状況から感じるものがあるということです。ゆみちゃんには、お母さんの病名も病状も伝えられていませんでしたが、毎日見舞いに行くとき、子どもなりにその変化に気づいていました。元気そうに見えたお母さんがだんだん元気がなくなっていくのがわかったのです。

幼い子どもたちに、親の病気のことをどう説明したらよいでしょうかと、よく相談を受けてきました。幼い子どもたちは、周りの状況から感じるものがあるので、何かを説明しようとするのではなく、とにかく見舞いにたびたび連れて来てくださいと申してきました。言葉で理解させようとするよりも、感じることでわかっていくほうが、子どもの心に大切なことがマイルドに届くようです。

二つ目は、幼い子どもに兄弟がいるならば、つまりお兄ちゃんやお姉ちゃんがいるならば、年齢の上の兄弟から伝わってくる情報は、大人がわざわざ伝える情報よりも、幼い子どもにとって自然に受けとめられるようです。親の死も、兄弟のいる子は、兄弟の間で共有することができ、子どもレベルでいたわったり励まし合ったりすることができます。

お父さんと一緒に、お母さんの病状説明を医師から聞いていた中学生の息子さんは、小学二年生の次男にどう説明したらいいか悩んでいると、お父さんが医師に語っているのを聞いて、「お父さん、ぼくからかずや（次男）に伝えるよ」と言ってくれました。

三つ目は、死に近づく過程で、親の容態が変化していきます。ゆみちゃんはお母さんの変化に、怖いと感じるようになりました。大好きなお母さんのはずなのに、異様なものを感じるのです。酸素マスクをつけていたり、管につながれているように見えたり、ベッドサイドにいろんな機材や器具が置かれていると、幼い子はなおさらのこと、恐怖感を持つようになります。病気のお母さんのそばに行きたくない、怖いという感情を持ってしまったときは、無理しないようにしましょう。自分の娘を喜ばせたいあまりに、いやがる孫の手を引いて見舞いに来られていたおばあちゃんは、「お母さんと握手したら絵本を買ってあげるから」と幼い孫を説得しようとされていました。孫は、病室の前で「いやだ。いやだ」と言って泣いているのです。困っておられたおばあちゃんに、「今日は無理しないでおきませんか」と声をかけたことがありました。

本当は見舞いに来た子どもたちが遊べる場所が病院の中にあればいいのにな、とよく思ってきました。病室にまで入れない日があっても、病院まで来てほしい。おじいちゃん、おばあちゃんがお見舞いしている間、ほかの部屋で宿題をしたり遊んだりできたらいいのにと思います。ホスピスには、そうできる空間がありますが、一般病棟にはありません。病院に見舞いに来ることを嫌いになってほしくないと思っています。そして子どもたちの心の状態に合わせた見舞いのしかたができるように、病院も協力できることを考える必要があります。

四つ目は、幼い子どもは、親を信頼していますし、親が大好きです。その親が死んでしまったり、何かの事情でいなくなってしまったとき、それは自分の原因でそうなったのではないかと考えることがあるのです。ゆみちゃんのように、自分は見舞いに行くことを拒み、お母さんをがっかりさせた悪い子だったから、お母さんは死んでしまったと考えてしまう可能性があります。ですから周りの大人たちは、残される幼い子どもたちに伝えてほしいのです。「お母さん、ゆみちゃんのことが大好きだったよ。お友だちをたくさん作って、お友だちと仲良く遊んでいるゆみちゃんが大好きだと言っていたよ。ゆみちゃんの描いた絵、お母さん喜んでたよ」と。たくさん愛されていたこと、そして君はいい子なんだよというメッセージを、子どもたちにしっかり伝えましょう。

旅立つ子に親ができること

子どもが親よりも先に旅立つケースが、近年ふえてきています。子どもといっても、幼い子どもだけを意味しているのではなく、五十代、六十代のがん患者さんがふえている中で、その親たちが元気で生きているケースが多いということです。

六十代のHさんのもとに、遠方からご両親がお見舞いに来られました。お二人は九十四歳と九十歳の高齢でいらっしゃいました。しかし、お元気でとても九十代に見えないお姿でした。お見舞いを終えて帰ろうとされているご両親に、廊下でお声をかけました。

「いつも息子がお世話になっております」とご両親からもご挨拶があり、お二人の目からは涙が流れていました。そして心をこめて、こうおっしゃったのです。

「代わってやりたい」

この言葉を、親たちから何度聞いてきたことでしょうか。代われるものなら、代わってやりたい。病気の子どもを生かして、自分が代わりに死んでもいいという親の叫びは、子どもが何歳であっても同じです。親としての本能が、そう叫ばせているのでしょうか。あたりまえであるかのような、自然な叫びのようにいつも感じてきました。

ところが、代わってやりたくても、代わってやれないのです。

病院という世界で仕事をしていると、よく思います。どうして人生には、苦しみがあるのだろうかと。がんになった人は、「こんなはずではなかった」とがっかりしています。好んで病気になったわけではないのです。病気という迷惑な課題を背負ってしまったというのです。理由はわかりませんが、病院には生まれつき病気を背負っている人、人生の途上で病気を背負わされた人がいます。その人が背負うようにと与えられる課題を、人は苦労とか試練とか十字架と呼んできました。本当は避けたかったもので、自分に与えられたこの課題を人と交換したり、人に代わって背負ってもらうことができないのです。

親にとって、子どものために代わってやれないという事実は、わかっていながらも身が裂けるほどの苦しみであり、それならばほかに何ができるのかと、悩み考えめぐらしておられます。

三十代のYさんは、独身で仕事を持ち、ご両親と三人で仲良く暮らしておられました。ところががんになり、やがて治療は不可。残された時間をどう生きるかという領域に入り、ホスピスに入ってこられました。Yさんにとって一番気がかりでつらいことは、これから高齢になっていく両親を残して、先に旅立つことでした。がんになったことはご自身にとってもショックでしたが、それ以上に親たちの悲しみをそばで感じてつらかったと言います。三十代という短い人生でも、思いっきり社会で好きな仕事で活躍し、そこそこ人生を楽しめたことに満足でしたが、まだ親孝行をしていないときに、親にこんな悲しみを背負わせてしまったことが、つらかったのです。

Yさんのお母さんは、病室から出てこられたときに、「代わってやりたい」とよく言って泣いておられました。でもこのお母さん、代わってやることはできませんでしたが、娘さんご自身が、がんという十字架をしっかりと背負ってでも、生きていこうという気持ちにさせることはできました。お母さんはYさんとよく話をされ、Yさんの話をよく聴いてくださっていました。人は自分の話をほかの人にしっかりと聴いてもらうとき、自分の心の底にある思いに気づくというのです。それは「生きたい」という気持ちです。どんなに不本意な状況を抱えていても、それでもそれを背負ってでも生きていこうとする力が湧いてきます。

Yさんはお母さんによく言っておられました。

「お母さん、こんな病気になってしまってごめんね。でも私、がんでも一生懸命生きてみせるからね」

Yさんは決してあせることなく堂々と生き、「死が迫ってきたときには両親に十分な配慮をしておきたいので、そのときは教えてほしい」とナースに頼まれました。

代わってやることはできない、でも、わが子が苦労を背負いながらも、自分らしく生きることを応援することはできる。その一つの鍵は、その子の思いを聴くことです。励ましたり、何かを教えようとすることではなく、聴くことが大切なのです。

高齢の親の願い

高齢者の患者さんが時々言われる、子どもにがっかりしていること、それは子どもが親に向かって偉そうな言い方をするということです。とくに息子（娘）が偉そうな言い方をして、

「どっちが親かわかりません」という言葉を、お母さんたちやお父さんたちからよく聞いてきました。

年を重ねていくのは寂しいことです。何かを問われても、すぐに言葉が出なかったり、食事をしているときにこぼしてしまったり、動作もゆっくりになります。さっさとできないのです。他人であるならば、そんなことは一つ一つ気にならないのですが、わが親が老いていくのは、子どもにとっても寂しいことです。すんなりと受けとめられず、ついつい頼りなくみえて、注意をしてしまったり、口出しをしてしまいます。

高齢の親たちにとって、自分の老いをみじめな形で確認するのは、やはりつらいことです。ましてや病気のときには、いちいち老いを指摘されたくありません。

「またその話、もう何回も聞いているよ」
「ちゃんとよく見て、こぼさないで食べてよ」
「メガネがないって、どこに置いたのか覚えてないの」
「自分で言ったことぐらい、ちゃんと覚えておいてよ」

親は心の中で、子どもの言うこと、することを許していますが、結構、傷ついてもいるのです。

八十代のEさんは、入院当初、毎朝小学生のための算数のドリルをされていました。「これってEさんのご趣味ですか」と問うと、「娘がこんなものを持ってきて、お母さん入院していたらボケるから、毎日三ページしなさいですって。私、がんでもうすぐ死ぬのに、なんで人生の最後に算数のドリルをしてるんだろうと思ってるの」と言われました。

親にボケてもらいたくない、がんよりも認知症のほうが心配という娘もいるのです。

あるとき、講演先から乗ったタクシーの中で、運転手さんがこんな話をしてくださいました。

「最近、お客さんにもいろいろいて、怖い思いもしてきたけれど、この間乗せた親子はよかったな。病院からご自宅まで乗せたんだけれど、どうもお母さんは認知症のようで、付き添っていた娘さんに何度も同じことを聞くんだよ。その度に娘さんが実にやさしく、何度も答えてあげてるんだよな。『お母さん、薬はちゃんと私が持っていますよ』『お母さん、寒くはないですか』『降りるときは、私の手につかまって、ゆっくり降りましょうね』って。親にあんなに根気強く、やさしく言える娘っているんだなと感動してしまった。こっちまでが温かい気持ちになれたたな」

高齢の親、とくに病気の親が必要なものは、子どものやさしさです。親のプライドを傷つけないやさしさ、高齢ゆえの失敗を許して今の親の姿をそのまま受けとめるやさしさです。

高齢の親と子のかかわり

親が高齢になること、認知症になること、病気になることは、子どもにとって寂しいことです。病気のためや認知症のために、親がトンチンカンなことを言い出したり、子どもである自分自身を認めることができなくなったりすると、とても悲しくなります。

病院で初めてお出会いする私たちスタッフに対して、「父は今、認知症のためにぼんやりしていますが、昔は人から好かれる社交的な人だったんですよ」と、昔のおもかげのない今の姿に息子さんや娘さんが寂しさと残念さを感じてか、お話されることがあります。昔はもっと素敵な人だったんだよと言いたくなるぐらい、親の姿の変化に、嘆き戸惑う息子や娘がたくさんいるのです。

しかし、その反対の思いを持っている子どもさんたちにも、お会いしてきました。

八十代のTさんのもとに、息子さんがお見舞いに来られ、ベッドサイドの椅子に座ってTさんと穏やかな時間を過ごしておられました。仲の良い親子だなと思って、廊下に出てこられた息子さんに「お父さんと仲が良いのですね」と申すと、息子さんは、「最近仲良くできるようになりました」と言われるのです。

息子さんのお話では、Tさんは以前はとても厳格で怖いお父さんだったらしく、できるだけ近寄りたくない存在だったそうです。穏やかに話すなんて、とてもできるような方ではなかったそうですが、高齢になり病気になってから心細くなったのか、以前の硬さがとれて近づきやすい存在になってくれて助かっているというのです。

七十代のHさんのもとにやって来た息子さんも「母はとても厳しい人だったので、元気なときは、話をするとすぐに口論になってしまうので、一緒にいるのがいやでした。でも今や病気のために、ガミガミ言う元気もなくこちらから話しかけることにも反論しないので、一緒にいやすくなり、おかげで見舞いに来やすくなっています」と言われました。

昔のおもかげがなくなって、寂しくなることもあれば、昔とは違うからありがたいというケースもあり複雑です。

高齢になってくれたおかげで、病気のおかげで、認知症のおかげで、やっとお父さんやお母さんを抱き締めることが可能になり、愛しやすくなるということがあります。かつては近づきにくかった親と、穏やかな時間が持てるようになった息子さんや娘さんの姿も近年多く見るようになりました。

最後に会いたい人

六十代のEさんは、ご結婚されてから兄弟との関係にひびが入り、長い間疎遠な状態が続いていました。六十代になってがんを患い、二人の娘の見舞いを受けながら、ホスピスで静かに療養されていたのです。Eさんを訪問したある日、私に兄弟間のトラブルについてお話をされ、さらにこう言われました。

「姉や妹たちとはいろいろありましたが、先日、姉が私を探し求めてくれていたようで、こっそりとここに来てくれたのです。どこの病院かわからず、ずいぶん探してくれたみたいで、やっとここにいることがわかったようです。私たち、けんかをしていたはずなのに、来てくれてうれしかった。やっぱり兄弟っていいですね。でも次女が私の兄弟が来るのをいやがるのです。私が兄弟のことで苦しんでいたことを知っているし、彼女は私の姉や妹のことが好きではありません。『お母さんのお葬式にも呼ばないつもりだからね』と言うんです。娘たちは実によくしてくれます。でも兄弟はまた違ったよさがある。また姉にも会いたいし、今となっては妹たちにも会いたいです」

その後、次女さんとお話すると、次女さんは、お母さんのご兄弟、つまりおばさんたちのことをよく思っておられず、お母さんに会ってほしくないと、きっぱり言われました。

Eさんのケースのように、人生の最後に会いたい人、会っておきたい人が、必ずしも家族に好まれた人とは限りません。本人が会いたいと思っても、家族の判断によって見舞い客が決められるということがあります。家族がいやだと思ったら、その人に連絡をしなかったり、お見舞いを本人の知らないところで断ったりすることがあるということです。そんな家族の姿を見てしまったときは、とても複雑な気持ちになってしまいます。

Eさんの次女さんには、こうお話ししました。「お母さんは、おばさんたちによって傷つくことがあって苦労されたから、かつておそばで見ておられて、お母さんを守ってあげたいと思ってこられたんですね。その大切なお母さんが、人生の最後に幸せでいらっしゃるために必要なことは、お母さんがたくさんの周りの人々に愛されていることを感じることです。お母さんは守ってもらうだけでなく、会いたい人と会い、その人たちから、愛される必要があります。そのために、お母さんが一番信頼されている次女さんの協力が必要なんですよ」と。

人はこの世を終えるとき、できるだけ多くの人に愛されるのに越したことはありません。そんなときに、家族の価値観と判断で見舞い客が限定されるのは、残念な気がしてなりません。病める本人に問いかけてみましょう。

「会いたい人は誰?」

その人が、家族にとって好ましくない人であっても、本人のために家族は連絡をとることができるでしょうか。

会いたくないの意味

六十代のYさんの奥様から、ある日相談を受けました。担当の医師から先日、Yさんの病状説明があり、会いたい人がいるなら今のうちに会っておいたほうがいいというおすすめがあったとのこと。奥様はそのアドバイスを心にとめて、Yさんのいる病室に戻り、「ホームにいらっしゃるお母さんに、一度来てもらおうか」とYさんに言ってみたところ、「わざわざ来てもらわなくてもいいよ」という返事が返ってきたそうです。

Yさんは病気になってから、「おふくろには、病気のことや入院していることは言うな」と言い続けてこられたようです。母親に心配をかけたくないという気持ちはわかりながらも、奥様にとって、旅立ちの日が近づいている今となっては、一度もお母さんを呼ばないのも心苦しく思われるのです。そして、ある期間入院していたにもかかわらず、嫁として一度もお母さんに連絡を入れずにYさんが旅立ってしまったら、のちにお母さんやYさんの親戚から責められはしまいかということも、奥様の心配でした。「こんなときは、どうしたらいいのでしょうか」と問うてこられたのです。

病める人が、家族の見舞いを拒否するということがあります。とくに親子の関係の場合は嫌って来てほしくないというのではなく、心配をかけたくない、迷惑をかけたくない、親や子どもの悲しそうな顔を見たくない、かえって励まされるのもつらい、みじめな自分は見られたくない等の理由によることが多いのです。

四十代のOさんは、息子さんに見舞いに来るなと言っておられました。「どうしてですか」と問うと、「会社勤めをしている息子に、心の動揺を与えたくない。息子には一生懸命働いてほしいと思っている。それから病気のために容姿が変化していったり、言ってることもトンチンカンになっていく可能性もあって、みじめな姿になっていく自分を見せるのはかわいそうだから」と言われました。これも病める人の思いやりの一つの形なのかもしれません。

こんなとき、二つのことを考えてきました。一つは、残される人の思いです。交通事故のように、予期せぬ形で家族を失うのではなく、病気の場合は、ある程度予測がつきます。予期できる死の場合は、残される家族に十分な心の準備ができますようにと願って、病める本人が望むならば、できる限り面会をしてくださいとすすめてきました。残される人にとっては、意識して会う機会を多く持つことで、失う覚悟ができるのです。

二つ目は、病める人本人の気持ちです。会いたくないとは、自分のほうから来てほしいとはわざわざ言えないという意味であることが多く、来てほしくないと言いながらも、自分の親や子どもが突然やってくると、うれしそうにされるのです。身内の場合、とくに親子の場合の「会いたくない」はあまり深い思い入れではありません。Yさんの場合もOさんの場合も、タイミングを見はからって、お母さんや息子さんに来ていただきました。やはりうれしそうにされたのです。自分のほうから来てほしいと言わんばかりに呼びつけることと、勝手に来てくれることとは違います。もちろん、本当に会いたくない事情がある人もいますので注意しなければなりませんが、病める人の「わざわざ会いたくない」という言葉をどう理解するかは、なかなか複雑です。

親の人生を知る

親が病気になり、残された時間が短いとわかると、子どもさんによっては、仕事を休まれたり、病室で一緒に寝泊りをされたり、できるだけ時間を作って頻繁に見舞いに来られるようになります。「そんなとき、どんな話をしていたらいいのでしょうか」と子どもさんたちから問われてきました。

病気の方々が、お話ができる時間と、生きている時間とは同じではありません。ですからお話のできる時間の間に、しておかれたほうがいいと思ってきたことをおすすめしています。「ありがとう」や「ごめんね」という言葉を互いに交わすことは、もちろん大切です。ともに、今のうちにと思えることは、親の人生話をできるだけ聞いておくことです。

子どもは案外、親の人生を知らないものです。本当は、元気な間に聞いておいたほうがいいのですが、子どもは親の人生話を適当にしか聞いていません。「またその話?」なんて思ってしまって、その先の話を聞くのが面倒くさいのです。

七十代のお母さんを見送ろうとされている四十代の娘さんは、連日ベッドサイドに寝泊りされながら、お母さんの人生話も聞いておられました。

「今まで、母とは長年一緒に生きてきていたのに、母の幼いときのことやおじいちゃん、おばあちゃんとの関係にまつわるエピソード、お父さんとの出会いのときのことや新婚時代のエピソードなど、知らないことが一杯ありました。自分の親がどんな人生を送ってきたのか、どんな思いで生きてきたのか、わかっていたつもりなのに、知らないことが多くて、元気だったときからもっと真剣に聞いておけばよかったと今後悔しています。母が話せる間に、母の人生をできるだけたくさん聞いておきたいと思っています。そして、娘がそばで、驚いたり、笑ったり、大変だったねと心に寄り添って話を聞くことは、母にとってもいいみたいです。山あり谷ありの人生を母は振り返りながら、自分の人生を穏やかに終えようとしているみたいに見えます」と娘さんは言われていました。

親の人生を知ること、理解することは、子どもにとって自分自身を理解して生きるために大切なことです。そして、親は自分の人生を子どもと分かち合うことによって、自分の人生を意義あるものとして終える心の穏やかさが持てるのかもしれません。

その娘さんは、やがてお母さんを見送り、ホスピスを去られるときに、「お母さんがお元気でいらっしゃったら、今のうちにお母さんの人生話をたくさんお聞きになっておいてくださいね」と、私たちスタッフにアドバイスを残してくださいました。

私の心に残る言葉となっています。

第5章
夫婦の絆をたしかめる

親子の絆の次に考えさせられる絆は、夫婦の絆です。

夫婦にも、長年かけたさまざまな姿があります。両親のような夫婦になりたいと子どもたちが誇りに思い、見習っているお姿に感動することもあれば、心痛む姿も、たくさん見てまいりました。

かつては愛し合って一緒になったはず。その思いを互いに育てていくのは、容易ではないようです。

人生の最後に、伴侶から大切にされることは、その人にとってきわめて重大なことです。大切にされるために、今からしておかなければならないことがあります。

互いに元気なうちから、思いやりを尽くす努力をしておくことが大切です。

長い年月をかけて築き上げた絆が、互いに気遣う温かいものであるならば、それは晩年、大きな慰めや励ましとなります。

伴侶からの言葉がほしい

ホスピスでは、亡くなられた患者さんのご家族をお招きして、会を持つことがあります。ご家族のみなさまが、愛する方を失って、その後どうしておられるのかを案じてお招きをしています。ご遺族としてのお気持ちをお聞きしながら、サポートの必要があれば、適切な援助も考えることにしていますが、ほとんどの方々が、入院時の思い出や、その後の生活をお話されるのをお聞きしているだけでも、よきケアになっているようです。

そんな会で、伴侶を失った方から聞かれてきたことは次のようなことです。

「主人、私のことどう言っていましたか」

「家内は私のことを何か話していましたか」

三十年、四十年、五十年とご一緒に生活してこられているのに、私のほうは入院されてからのかかわりで、一か月、二か月といった月単位のお出会いをしているのです。そんな私に「家内は、私のことを何か言ってましたか」と聞いてこられるのは、不思議だなと思ってきました。

そして結局、何十年一緒に生きても、伴侶のことをわかっていたつもりでも、失ってみて、実は十分にわかっていないことに気づくのでしょうか。無性に伴侶は自分のことをどう思っていたのだろうと思い、本人から聞ききれなかった思いを聞いてこられるのです。もちろん、他人から「あなたのことをこう言われていましたよ」と心にふれるよき言葉を伝えてもらうことは、大きな励ましになるので意義があります。ですから今まで、患者さんからお聞きしてきた伴侶への感謝の気持ちを後日、お伝えをしてきました。

「主人（家内）と結婚してよかった」

「主人（家内）は実によくしてくれた」

「主人（家内）の将来を心配している」等。

でも願わくば、ご自分のお言葉で、伴侶の方に、心なごむ思いを伝えられる人であってほしいとも思ってきました。

ある患者さんを訪問しようと思って廊下を歩いていたとき、面談室の中でAさんの奥様が泣いているのが見えました。気になったので、お声をかけてみました。

「奥様、どうなさいましたか」。すると、「今ね、先生（担当医）から主人の病状説明があって、先生のお話では、主人と話ができるのはここ一週間ばかりだということで、もうそんなに時間が迫っているのかと思うと、悲しい気持ちになっていました」と言われたのです。

Aさんは五十代の方で、三人の子どもに恵まれ、奥様とも仲良しでした。Aさんの腫瘍はだんだんと大きくなり、そのために声が出なくなり、お出会いしたときには、すでにAさんは声を出して伝える代わりに、自分の思いを書いて伝えてくださっていました。

私は泣いておられる奥様に、尋ねてみました。「奥様、ご主人様にしてもらいたいことはありませんか」。すると速答で「主人から言葉がほしい」と言われました。

Aさんと奥様とは仲良く生きてこられましたが、奥様はあえてAさんのお気持ちを、Aさん自身の言葉で聞きたいというのです。Aさんは誠実で穏やかな方でした。でも普通の日本人です。お互いに気持ちがわかっていたら、あえて言葉に出さなくてもいいじゃないかと思っている日本人です。ですから奥様がずっと待ち続けても、気の利いた言葉をAさんが言い出される日が来るとは、私には思えませんでした。それで奥様のほうからAさんに直接聞いてみてはどうかとすすめてみたのです。奥様は、「どうやって聞いてみたらいいのですか」と問うてこられました。

「そうですね、例えば『私と結婚してどうだった？』と問いかけてみたらどうかしら」と提案してみました。

奥様は早速Aさんの病室に戻られ、お聞きになってみられました。「あなた、私と結婚してどうでしたか」と。

Aさんは奥様からのこの問いに対して、すぐに白い紙を手元に引き寄せ、黒のマジックのペンで大きな三重丸を書かれました。そしてさらに余白に、よき妻、よき母と書かれました。奥様の面前でのこの無言の作業、しかししばらくもう聞いていないAさんの声が、そのとき、奥様には聞こえてきたというのです。

「君と一緒の人生は幸せでした。一緒に生きてくれてありがとう。もちろん君と結婚してよかったよ。君はぼくにとってよい妻であり三人の子どものよい母親であってくれたね。心から感謝しているよ。ありがとう」

奥様は、Aさんが書いてくださったこの紙を握り締めて、病室から泣いて出てこられました。Aさんの思いはよくわかっておられるつもりでしたが、きちんと言葉にして伝えてもらうと、喜びは何倍にも増したというのです。自分の思いを言葉にして伝えること、そして伴侶からもきちんと思いやりのある言葉を伝えてもらうことは、実はとても大切なことなのです。

伴侶が思いもかけず病気になり、この世を去ろうとするとき、とくに妻を失おうとする夫から、よく聞いてきた言葉があります。

「結婚した相手は、私でよかったのかな」

夫として、妻を十分に幸せにできたのだろうかと、自問する言葉のように感じてきました。自分の人生を肯定して生きていくためにも、必要な言葉を夫婦の間で交わせるようであってほしいと願います。

Aさんが旅立たれたあとも、奥様は壁に貼り付けたその紙を見ながら、力を得ておられます。

Aさんの残した言葉は、今も生きて働いているのです。夫婦の間でわかっていても、伝えられたほうがいい言葉があります。思いやりのあるやさしい言葉を、できるだけ多くの機会に、互いに生きている間に、伝えられる人になりましょう。伴侶からの心に届くやさしい言葉が必要なのです。

伴侶にやさしくできない心の傷

七十代のKさんが入院してこられました。夕方、ご挨拶にまいろうと思ったら、奥様が談話室に一人でおられたので先にお声をかけました。

「今日から主人がお世話になります。よろしくお願いいたします」と最初は穏やかな口調で挨拶が始まったのですが、途中から流れが変わり、奥様の表情が硬くなっていきました。

「今日は入院日でしたので、私まいりましたが、これから見舞いに来る気はございません」と言い出され、「お忙しくていらっしゃるのですか」と問いかけると、「いいえ、そういうことではなくて、主人との人生は散々でした」と怒ったように言われました。そして吐き出すようにして、ご主人様との人生で傷ついたこと、今でも許せぬ苦しかったことを語り出されました。私は黙ってずっと聞き続けておりましたが、だんだんとたまらない気持ちになって、その奥様に言ってしまったのです。

「奥様、お見舞いに来なければともう思う必要はありませんよ。気持ちが進まなければいらっしゃらなくていいです。見舞いに行こうと思って家を出ても、途中でいやになったら来られなくてもいいです。見舞いに来られても、いやな気持ちになったら、すぐにお帰りになられたらいい。もう無理をするのはやめましょう。奥様の思うようになさってください」

本当は、こんな言い方をするべきではないのではないかと思いながらも、私にとっては勇気のいるチャレンジの言葉でした。

Kさんの奥様は、私の言葉に驚かれ、「無理して来なくてもいい。こんな風に言ってもらったのは初めて。なんだか気持ちが楽になりました」と言われ、驚きすぎたのか、ぼーっとされていました。

「前の病院では、どう言われておられたのですか」と問うと、「Kさんは長く生きられないのだから、できるだけ見舞いに来てあげてくださいと、先生やナースのみなさんから言われていました。こう言われるのが重荷でいやだった」と正直にお気持ちを話してくださいました。

伴侶が病気になったとき、必ずしも思いやりの心が持てるかどうかはわかりません。その伴侶とその日までどう生きてきたかが問われます。伴侶であるという理由だけでやさしくできるわけではないのです。そして、死ぬということが、今までの腹立たしい思い出をすべて洗い流してくれるわけではありません。

病棟には夫のために精一杯尽くされている奥様たちもいます。「主人は私の両親を大切にしてくれました」「主人はこんなわがままな私を大事にしてくれました」と恩を感じて、病気の今こそ大事にしてあげなきゃと思って、一生懸命尽くしておられるお姿のように私には見えます。つまり、自然とやさしい思いやりが持てる思い出があるかどうかです。

冷たい妻と温かい妻の存在はなぜできるのか、冷たい妻に誰がしたかと考えるとき、それは伴侶に大きな原因がある場合が多いのです。

世間には、伴侶だったら、死ぬほどの病を抱えているならば、そのときぐらいはどんな事情があってもやさしくしてあげるべきだという考え方があります。医療者もついつい死と向き合っている患者さん寄りの見方になってしまって、家族の方々にやさしくすること、もっと見舞いに来ることを期待してしまう傾向があります。

しかし、気持ちよくやさしくできない伴侶にとって、周りからのその期待は、かえって重荷となり苦しみとなります。一生懸命伴侶のために力になるべきときに、それができない苦しみがあることを、心にとめてきました。

Kさんの奥様にあんなことを言ってしまい、本当に見舞いに来られなかったらどうしようと、実は内心、心配しておりました。ところが、奥様はそれから毎日、病院に来られたのです。ただ病棟での過ごし方は変わっていました。まずKさんのところに行き、五分間ほど病室の整理をして、それから二時間ほどは、談話室で持ってこられた編物をしたり、雑誌を読んだり、元気な患者さんやご家族の方々と話をしたりして過ごされました。そしていよいよ帰る間際に、Kさんの病室に五分間ほど寄って、それから帰途についておられました。奥様のこのお姿を毎日見ながら、ナースたちは理解に苦しみ、「あの奥様、何をしにここへいらしておられるのでしょうか」と、ある日私に聞いてきました。奥様にズバリお聞きをしたわけではありませんが、私にはこんな風に見えました。

奥様は、Kさんとの人生において、傷つき心の痛みを持っておられました。Kさんの命には限りがあり、今となっては、もう奥様が望むような言葉をKさんが言うことなんてとてもできません。奥様の心の傷は癒されぬまま引きずってきたのですが、冷たい妻として責められることのない場所を初めて得て、奥様はご自身の心の癒しのために毎日来られているように見えました。決してうまくいかなかった自分の人生を、Kさんがおられる同じ病棟にやって来て、振り返り、静かに過ごす時間が奥様には必要だったのでしょう。残される家族には、癒しの時間は続きますが、それでも、Kさんが生きておられる間に、心が整理されることも大切なのです。奥様には、何も要求せず、尋ねもせず、自由に病棟で過ごしていただきました。

悲しいかな、Kさんの奥様のような方が近年ふえています。夫婦の形をとっていながらも、心は通い合わず、元気なときはそんな現実を我慢したり、あきらめたりしてきたのでしょう。

しかし、伴侶がもう長く生きられないとわかったとき、今までの我慢が切れてしまうのでしょうか。それとも、我慢してきた自分に対して、やっと素直になれるのでしょうか。伴侶のために努力する気持ちがないほど傷ついてきた自分に気がつくのです。

夫婦間の危うい会話

夫婦には、競争心があるのでしょうか。元気に見舞いにやってくる妻に、「お前は元気でええな、お前が病気になってくれていたらよかったのに」と言った夫がいました。夫婦の会話は本音が入っていて、そばで聞いていると結構ドキドキします。

子どもが先に旅立とうとする親たちは、必ず「代わってやりたい」と言われますが、夫婦の間でこの言葉を聞いたことがありません。伴侶が病気になったとき、代わってやりたいという発想が、そもそもないのです。どんなに失いたくない伴侶でも、「死ぬのは……あなた」と思っています。「残るのは……わたし」という思いは、決して揺らぎません。

病気の夫を大切に見守っていたある妻は、夫を失ったあとどう生きていくかを考えながら介護をされていました。夫が元気な頃は、決して社会に出て仕事をすることを許してくれませんでした。自分の店を持って働いてみたいと思い、夫には悪いと思いながらも、その準備を着々と陰で進めておられました。夫が旅立っても、その妻はしっかりと生きていける力を持っていたのです。しかも夫の死後、やっとかなう若いときからの夢まで持っていることを、夫はなんとなく感じるものがあったのでしょうか。

ある日、この妻は、今のうちにやさしくしておかなくてはと思い、夫に心にもない言葉を言ってしまいました。

「ねえ、あなた、あなたが死んでしまったら私は生きていけるかしら」。すると、夫はすぐに受けて立って、こう妻に言ったのです。

「おまえ、心配するな。すぐに迎えに来てやるから」

妻にとって、痛いところをつかれた言葉だったようで、苦笑されていました。夫婦だからこそ、こんな皮肉も混じったストレートな会話ができるのかもしれません。

伴侶の言葉で傷ついてきたものの、長年の生活の中で、この人はこういう人と受けとめて、夫婦になってから許すことも学んできているようです。

病状が悪化したために、家族である夫に、奥様の余命はおそらく一週間以内であろうと医師からの説明がありました。面談室から病室に戻られた夫は、ベッドサイドの椅子に座って、病気の妻に言われたのです。

「お前とも、いよいよお別れだな」。あまりにストレートな声かけに、そばにいたナースがびっくりした表情をすると、「ごめんなさいね、びっくりしたでしょ。主人はあんな人なの」

と彼女自身は淡々と受けとめていたそうです。

夫婦の会話の中で、ほとんどのことは許されているようですが、それでも気をつけたほうがいいこともあります。

七十代のSさんには、仲良く生きてこられた夫と三人の子どもさんと孫がおられ、よく見舞いに来られていました。週末ごとに外泊され、「私がいなくなったあと、主人がちゃんと料理して生きていけるように訓練しているのよ」と言われたり、夫婦で旅行したときの仲良く写っている写真を病室に飾っておられました。夫はやさしい静かな方で、互いにいたわり合って生きてきたと感じさせられるご夫妻だったのです。

Sさんの状態が急変し、いよいよ二、三日の命になったとき、私はSさんのご主人様と別室でお話をご一緒しました。

「家内は今まで実によくやってくれました。現役中は仕事が忙しく、家のことは全部家内に任せていました。子どもたち三人も、いい子に育ってくれて、言うことはありません。定年になってから、家内と一緒に旅行をしておいてよかったと、病気になってからはとくにそう思います。息子や娘たちはいるけれど、やっぱり妻に先立たれるのはつらいですね。夫なんてものは、妻に見送られて死ぬものだと、結婚したときからそう思ってるからな」と、ご主人様は覚悟をご自分で固めるかのように寂しさをほのめかして、流れるように話されました。そして一通りの思いをお分かちくださった最後に、告白するかのようにこう言われました。

「家内には感謝しているけれど、家内から言われた言葉で、一つだけ今でも傷ついている言葉があります。結婚して一番最初にもらってきた給料袋を家内に渡したとき、家内は働いたことがなく、裕福な家庭に育っていたためか、『たったこれだけ』と言ったんです。一生懸命働いた私はこの言葉に傷つきました。これだけは今でも忘れることができません」

およそ五十年前の言葉に、夫がまだ傷ついていることも知らず、Sさんは旅立っていかれました。

夫婦の間で、許されぬ言葉もあるようです。夫や妻が傷ついてしまう、その人にとって言われたくない言葉というものがあります。

戦友としての甘え

夫婦というのは、人生を共に戦ってきた戦友のようなものと言われてきました。夫婦だから甘えられる、頼める、任せられるというのでしょうか。

七十代のUさんは、奥様には甘えられます。どなってでも自分の言い分を言われます。してほしいことをズケズケ言えるのです。しかし娘が来ると、コロッと態度を変えるようで、奥様は「主人は、娘にはやさしくていい父親になるんですよ。娘にもちょっとぐらい言いたいことを言ってくれると、私へのとばっちりも楽になれるんだけどね」とおっしゃっておられました。

子どもが来ると親の顔になる人は、確かにたくさんおられます。親にとって、子どもはどんなに大人になっても、いくつになっても守ってやりたい対象なのかもしれません。無理をさせてはかわいそうと思い、もっと見舞いに来てほしいと思っても言えない親たちが多いのです。見舞いに来てくれたときも、もっと一緒にいたいと思いながらも、長い時間いさせてはかわいそうと思い、「早く帰りなさい」と親たちは言うのです。そして子どもたちに心配をかけてはかわいそうと思って、みじめな姿を見せまいとする親たちもいます。

ところが戦友である伴侶には、ズケズケ言える。見舞いに行ったとき、娘には「よく来てくれた。待ってたよ」と笑顔で言い、妻ならば「遅かったじゃないか、何をしてたんだ」と待っていた分だけ怒るのです。感情が出せるというのでしょうか。

病気になるというのもなかなか大変で、体がしんどいとき、腹が立つのです。八つ当たりのできる誰かを持っている人は、幸いかもしれません。

五十代のDさんは、息苦しくしんどくて、見舞いに来られていた夫が上手に援助できなかったので、思わず夫に「あなたの援助は下手くそ、何の助けにもならないからもう帰って」と叫んでしまったというのです。夫は帰り、しばらくしてから娘さんから電話がかかってきて、「お母さん、お父さん家に帰ってきて泣いているよ」と言ったとのこと。Dさんは翌日、私にこのことを話してくださいましたが、「娘は心配してたみたいだけれど、いいの、いいの、夫婦だからね」と明るく笑って言われました。Dさんは言いたいことが言える夫をお持ちだったので、死ぬまでの過程に無理がなく、ご主人様は怒られながらも上手にDさんを支えておられました。

しかし、最近気になることは、伴侶がいても甘えられる関係を持っていない夫婦がふえていることです。死と向き合ったときの心の苦しみをやわらげる一つの道は、甘えることのできる人をそばに持っていることです。揺れ動く感情を出すことのできる相手、ありのままの自分を受けとめて許してくれる相手、そこには深い信頼関係があること。結婚されている場合は、その相手とは伴侶のはずなのですが、寂しいかな、伴侶と晩年支え合う関係が築けていない夫婦がふえてきています。

そしてよい夫婦の絆があっても、社会的原因で甘えられないことがあります。それは一人一人が多忙だということです。そばにいてほしいと思っても、伴侶が仕事のために、家事のために、社会的な何かの役割のために忙しくしているので、甘えにくいということがあります。

五十代のNさんの奥様は、共働きの娘夫婦の子どもの世話とNさん自身のお母様のお世話をされていて、見舞いに来ても長居されることはありませんでした。Nさんは妻の忙しさを十分に理解されているためか、無理は言われず、本当は妻にもっと来てほしかったのかもしれませんが、決して寂しさは口にされませんでした。

ところがNさんの旅立ちが近づいてきたある日、見舞いに来られていた奥様がいつものように帰ろうとしたら、Nさんが初めて口に出して言われたのです。

「今日はここにいてほしいんだ。ここにいてくれないか」

ホスピスでは、病める方がこう言われたら大切なこととして受けとめて、もし努力できそうなら、病める方のリクエストに応じてくださいと伴侶の方々に伝えてきました。旅立つ前の独特の孤独感というものがあるのでしょうか。甘えられる人に、そばにいてほしいと叫ぶことは、病める人にとって最後の甘えかもしれません。

食べることの意味

六十代の男性、Mさんは腸閉塞のために、もう食事をとることができませんでした。かつては美食家だっただけに、どれほどづつらく感じておられたことでしょう。Mさんをお訪ねすると、よくテレビで料理番組を見ておられました。そして私に、今晩の夕食は何を作る予定にしているのかと聞いてこられるのです。Mさんの前で食べ物の話をするのは、気がひけました。

ある日訪室した私に、Mさんは一つお願いがあると言われました。

「あなたの昼食をここに持ってきて、私の目の前で食べてくださいませんか。そしてできるだけおいしそうに食べてほしいのです」と言われました。それで、昼食時に私は自分のお弁当を持って訪室し、Mさんの目の前で食べました。Mさんは絶食中なので、食事は運ばれてきませんし、やがてまた食事ができる可能性は、ほとんどありませんでした。そんなMさんが、どんな思いでこんなリクエストをしてこられたのだろうと思いました。

私が食べ始めると、Mさんはうれしそうに問うてきました。

「それは卵焼きですね。少し甘いですか。それとも塩味かな。やっぱりお弁当には卵焼きがないとね」

「肉ダンゴは、おいしそうだな。私の好物です。おいしいですか」

「それは何の魚ですか。塩焼きかな。私はサバが好きでね。サバの味、今でも覚えているな」

Mさんは、実にうれしそうにされていました。

絶食している人の前で、食べるのはかわいそうというイメージがあります。家族の方でさえ、絶食中の人の前で食べることに、気をつかっています。ましてや他人の場合は、そんな人の前で食べることは、無神経の行為ということになります。ですから食べ物の話をすることすら、控えようとします。

しかし病める人の世界というものは、元気な人の世界と少し違うようです。確かに食べたいという欲求が苦しく思われる時期もあります。食べたくて食べたくてしょうがないのに、食べられない。食べてはいけないと言われること、または食べるとあとで痛み苦しむことになることがわかっているという場合は、そばで食べることは、病める人にとって残酷な行為になるでしょう。

ところが、食べたくてしょうがないという時期を越えると、また違った思いになるようです。Mさんは、食べたくてしょうがなかったとき、先生に一度だけおねだりしました。

「先生、どうしてもシチューが食べたい」と。食後に、万一腹痛が起こってもいいから食べたいと言われるので、医療者は万全の策をとり、Mさんに少しだけ食べていただきました。ありがたいことに、大きな腹痛は起こりませんでしたが、食べてみて、Mさんにとっては元気な頃に食べていたときの味がしなくて、おいしく感じなかったようです。Mさんはあきらめがついたのか、それからは二度と食べたいとは言われませんでした。それでも、食べ物の話は好んで話題にされましたし、旅立たれる二週間前に、あんなリクエストをしてこられました。

病める方にとって、食べることは生きることでもあります。自分が食べられなくなり、命の限りすら感じる中で、病める人は人が食べているものを見てでも、自分が食べていた頃を思い出して生きてきたことを確認するとともに、食べるという楽しみが奪われても思い出の中で楽しもうとされます。

ですから、病める人とかかわるとき、心にとめてください。「食事、ここでしていいよ」と言われたとき、ベッドサイドで食べてさしあげてください。食べている姿を見せてあげることも病める人のお役に立てるのです。

さて、患者さんから時々リクエストされる二つ目のことは、一緒に食べようと誘われることです。

「昨日家族がたくさんゼリーを持ってきて、冷蔵庫に入っているから、一緒に食べましょうよ」と言われたり、「友人からの差し入れで、手作りのお寿司が一杯あるのよ。あなたの分もあるから、昼休みにここに来て一緒に食べない」と言われてきました。

一般病棟の病室で、患者さんと食事を共にするのには抵抗感があり、上手にお断わりをするのに苦労してきました。しかしホスピスで働くようになって、一緒に食べることに大きな意味を感じるようになりました。

食を共にするというのは、まず互いに好感を持っていることの表れです。私たちは好きな人、親しみを感じている人と共にいたい、束縛したいという気持ちすら持っています。その一番自然な手段は、食事を一緒にすることです。しかも食べることは、楽しみでもあるので、おいしい物を好きな人と一緒に食べることは喜びです。また食を共にすると、ある程度の時間を共有することになるので、話がはずんだり、一緒に食べたという共通の思い出ができるせいか、親しみがますことがあります。一緒に食べたから、お聞きできた話もあるのです。

四十代のSさんは、日頃ご自分のことはお話されない方でした。ある日うかがったら、お姉さんが作ってきたケーキがあるので、一緒に食べませんかと言ってくださり、よばれることにしました。ベッドサイドでお話するときは、お天気のこと、世間のニュース、お体の症状ぐらいの話で終わってしまうのに、ケーキを食べた日は、違いました。最初は「ケーキ、おいしいね」と話していたのですが、だんだん作ってくださったお姉さんの話になり、やがて家族の話になり、そして発病したときのSさんの家族への思いの話になっていきました。食べているときというのは、時間のたち方が違います。Sさんにとって、ゆっくりと話せる気持ちになれたのでしょうか。実に自然にご自身の思いを初めて語られました。

食を共にしたことは、心に残る思い出になることが多く、患者さんの家族の方々が、体調のいいときに、外食を計画されることがあります。病院食では好きな物が出てきませんし、病める人の好物を食べさせてやりたいという思いから計画されますが、これは一つの思い出作りでもあるのです。旅立ってしまったあと、一緒に食べたあの日のことは、必ず心に残ります。しかも病める人と家族の双方が、限られた時をわきまえて、共に食したならば、特別の思い出になります。ですから外泊は体調面で無理だったり、家の受け入れ態勢が不十分で不可能な方にも、外出はすすめてきました。「外食してこられませんか。ご家族と」。

人間にとって食べるという行為は、なんといろんな意味がこもっていることでしょう。家族を大切にする方法はいくつもありますが、食事を一緒にとること、食べる時間を共有することは、絆を深める一つの道です。それを意識した努力をしましょう。

命を削ったドライブ

四十代の男性、Kさんは長距離トラックの運転手さんでした。ご入院中、運転が自慢であることを何度も話されました。無事故で長年勤務してきたことは、Kさんにとっての誇りだったのです。

やがて体調が整い、痛みと不快な症状がやわらいだので、Kさんとご家族のご希望のもと、ご自宅に帰られることになりました。やっぱり家がいいのです。「どんなにホスピスでよくしてもらっても、家族と一緒にいられる家には勝てないよ」と言われました。

退院の前日、Kさんは自分の体調のこと、今後のことを全部知りたいと言われました。主治医の先生は、慎重に言葉を選んで話をしましたが、Kさんは今回の退院がおそらく最後の退院となることを、先生の説明から悟られました。「ご家族とよい時間をお持ちになってください」と言われたKさんは、先生からの説明のあと、一人で泣いておられました。自分にはもうたくさんの時間が残されていないことを感じとったKさんは、「いつまで家で過ごせるかはわかりませんが、家族との時間を大切にしたいと思います。また外来に来ますので、そのとき、お会いしましょう」と言って自宅に帰っていかれました。

それから二週間ごとに外来に受診に来られるたびにお会いしました。家の何がそうさせるのでしょうか。Ｋさんの表情は明るく、うれしそうで、奥様の手料理を召し上がっておられるせいか、お顔がふっくらするようになりました。「調子はいいよ」と聞くたびに、こんな日々ができるだけ長く続きますようにと、私は心の中で祈っていました。

ところが二か月が過ぎた頃から、Ｋさんのお体に痛みや症状がまた出てくるようになりました。笑顔も消え、歩き方もフラフラし無口になっていく中で、Ｋさんは「今のうちに、一度家に遊びに来てほしいな」と言われました。もう入院することを先生はすすめましたが、Ｋさんはもう少しだけ家にいたいと言って、その日は帰っていかれました。

それから二日後、Ｋさんの奥様から電話がかかりました。Ｋさんが早く家に来てほしいと言っていることを伝えてくださいました。Ｋさんにはもう時間があまりないことを感じた私は「今日、仕事が終わってからうかがいます」と申し上げました。

夕方、教えていただいた駅に到着すると、改札口に奥様が迎えに来てくださっていました。そこから歩いてご自宅にうかがうのかなと思っていたら、奥様が「主人が道で待っておりますす」と言われるのです。まさかあんなしんどいお体で、Ｋさん自身が迎えに来てくださるとは夢にも思っていませんでした。そしてさらに驚きでした。奥様に連れられて道まで出ると、なんとKさんがトラックに乗っておられるではありませんか。それも運転席に座っておられ、奥様がドアを開くと、Kさんが助手席にどうぞと手招きされました。Kさんは確か、痛み止めの薬を飲んでおられるはず。本当は車の運転は控えていただくべきでしたが、私は乗りこみました。しかしこれからドライブかと思うと、内心はビクビクしていました。ご自宅までどのくらいの距離なのだろう、早く到着してほしい、無事に着きますようにと、思わず祈らざるをえませんでした。Kさんは長年の自慢の運転経験を、ドライブという形で最後にプレゼントしようとしてくださったのです。

Kさんの大胆な行為にびっくりし、心打たれながらも、命がかかった行為だけに最初、不安もありましたが、一生懸命運転しているKさんを隣で見ていて、Kさんはこんな風に生きてこられたんだなと、病室でお会いするKさんとは違うKさんと出会ったような気持ちがしました。そしてKさんの運転を信頼して、この意味あるドライブを楽しむことにしたのです。あれからずいぶん時間がたってしまいましたが、あの日車中から見た景色は、今でも心に残っています。

十二分ほどのドライブでした。Kさんの大好きなお家に到着しました。トラックの後ろに乗っておられた奥様が降りて、私を先に玄関へと誘導してくださいました。ふっと後ろを振り返ると、Kさんは運転席でぐったりして、一人で降りることができないでいるのです。やがて奥様が、Kさんを抱きかかえ、引きずり降ろすようにして家に連れて入ってこられました。そしてリビングルームに敷かれている寝具の上に、身を横たえられました。家に帰ってからKさんは、家族が集まるリビングルームで過ごしておられたのです。

体がつらいために、すっかり無口になってしまわれたKさんでした。ぐったりとして横になっているお姿を拝見しながら、よく運転がおできになれたなと、あらためて思わされました。

やがて奥様が、手料理を出してくださり、子どもさんたちも交えて一緒に夕食をいただきました。Kさんは、ほんの少しだけ口にされました。Kさんのお体は、もうギリギリの状態でした。すっかり痩せてしまわれ、横になったあとは目をずっと閉じて、会話を楽しむ元気はありませんでした。でも家族の声が聞こえる空間で、大切にされているKさんのお姿を見て、お家に帰れてよかったなとしみじみ思いました。一日でも長く家にいたいという思いが伝わってきました。とともに、Kさんの旅立ちが近づいてきていることを感じました。

「トラックに乗せてくださって、ありがとうございました。やっぱりプロの運転は違いますね」と伝えると、Kさんは薄目をあけて、にっこりされました。そして帰ろうとしたとき、じっと横になっていたKさんは、「今度は病院で」と言って手を振られました。

帰りは、奥様が駅まで連れて行ってくださいました。

「トラックでやってきて、びっくりなさったでしょ。もう運転はやめて、もう無理よとだいぶんあの人に言ったんだけれど、どうしても沼野さんをトラックに乗せて走りたいと言って聞かなかったの。もし事故でも起こしたらどうしようと内心ヒヤヒヤしていたんだけれど、運転しているときのあの人は、病人ではなかったわね。久しぶりに、元気だったときのあの人のようだった。でもよく乗ってくださいました。あの人の思いを受けとめてくださってありがとうございました。ごらんになられたように、もう家で過ごすのには限界が来ています。近い将来、また病院のほうでお世話になりますので、よろしくお願いいたします」と奥様は言われ、現実をよく理解し、受けとめておられました。

　それから四日後、Ｋさんはホスピスに戻ってこられました。意識レベルがかなり低下していて、呼びかけても返答はありませんでした。でも、返事はできなくても、聞こえていると確信はありましたので、声かけをご家族の方々と一緒にしました。こんなお姿になるまで、よく家にいらっしゃったなと思いました。それだけ家がよかったのです。

　再入院して二日後、ご家族の温かい見守りの中、Ｋさんは旅立っていかれました。

　患者さんが旅立ってしまわれてから、よく思います。旅立つ前に、よくあんなことがおできになれたなと。Ｋさんのドライブのプレゼントは、私にとって忘れることのできない宝のような思い出となりました。命を削ってまでしてくださった真心のこもった行為は、やはりいつまでもいつまでも心に残ります。

第6章

人はかかわり、生かされる

ホスピスで見てきた絆には、親子の絆、夫婦の絆ばかりでなく、いろんな絆があります。

人はかかわりの中で生きるもの。決して一人で生きているわけではないことを、見せていただいています。

そしてかかわりというものは、両者でつくりあげ、育てていくものであることを、学んできました。ただ、かかわりには豊かに実る場合と、かかわりがいびつになって互いに傷つけ合う場合とがあります。

近年はペットブーム。人とのかかわりばかりでなく、動物と心の交流を持てる人がいます。そこにも立派な絆が生まれ、十分な心の支えになります。また、本来は物であるはずのぬいぐるみや人形を愛おしく思うことで、慰めを得ている方もおられます。

この章では、兄弟や孫とのかかわりをはじめ、人を生かすさまざまなかかわりの物語をお分かちしたいと思います。

兄弟の果たす役割

四十代のBさんは、妹さんの見舞いが一番なごむと言われていました。ご両親は心配そうな顔をしたり、不安なあまりにBさんに「大丈夫か、大丈夫か」とたびたび聞くらしく、それがうっとうしいというのです。兄弟というものはありがたいもので、親と違うよさがあります。病気のとき、親の思いやりが重荷になることがあります。そんなとき、どちらの気持ちも理解できる兄弟が、調整役となってよい働きをしてくださったケースをたくさん見てまいりました。

Bさんは、親とは違って静かに見守ってくれる妹の存在は、体がしんどい日でも負担にならず、何かを頼んでもすぐに行動してくれるから助かると言われていました。普通、兄弟は年齢が近く、一緒に育っているためか、好きなこと、嫌いなこと、思っていることや考え方などが推測でき、親よりも客観的に理解して、協力することができるのです。Bさんは親よりも先に死んでいく申し訳なさや親の将来の歩みに関する心配を妹さんに託すことができました。妹さんと一緒に親のことを話し合えるだけでも、心が支えられたのです。

三十代のEさんのもとにも、妹さんがよく来られていました。Eさんがお元気だったときには、そんなに仲良くなかったとのこと。でもEさんの病気をきっかけに、妹さんとの関係は変化したそうです。

「病気になって、妹とよく話すようになりました。よく気がつくし、頼みやすい。私の好きな色や柄も知ってくれているので、この間もパジャマを買ってきてもらいましたが、私好みのものをちゃんと買ってきてくれました。病気になって、妹の存在のありがたさを感じています」と話されていました。

病気になってから、兄弟とのかかわりがふえ、以前よりもお互いがわかり合え、絆が強まる姿は、はたで見ていてうれしいものです。

六十代のYさんは次男で、長男のお兄さんと十年前に亡くなったお父さんの遺書をめぐって仲たがいされていました。「兄には来てもらいたくない。あんな兄だとは思わんかった。私は兄に裏切られた」と悔しそうに私にたびたび話をされるのです。

奥様は一度お兄さんを呼んでおかないと、お葬式のときに対面が気まずいものになるし、お兄さんからも入院先を教えてほしいと電話がかかって困っておられました。

「お兄さんに見舞いに来てもらおうか」と奥様が問いかけると、Yさんは、「呼ばんでもいい。こんなみじめな姿を兄貴に見せたくない」と言い張られるのです。

奥様はYさんの命の限りを考えて、呼ばないわけにもいかず、お兄さんのお嫁さんにこっそりと病院名とホスピス病棟にいることをお伝えになりました。やがてお兄さんが突然お見舞いに来られました。

Yさんはとても驚かれたに違いありません。しかし翌日うかがった私に、こう言われました。「昨日、兄貴が急に来てくれてな、びっくりしたよ。あんなに腹が立ってたのに、顔を見たら自然に穏やかに話せた。不思議やな、兄弟って。兄貴、『また来る』と言って帰った」と結構うれしそうでした。それからお兄さんは、時々見舞いに来られるようになりました。

病気になったために、兄弟の絆が癒されることもあるのです。Yさんの場合も、病気になったために、お兄さんとゆっくり話せる時間が持てたことがよかったようです。時間をかけてお互いの気持ちを分かち合ってみるとき、もつれた糸も解《ほど》け、誤解していたことも明確になり、相手に対して素直な気持ちになれます。ましてや病気のときは、人のやさしさが元気なときよりも身に染みるのです。

お兄さんがお見舞いに来られるようになってから、Yさんの話題も広がり、幼い頃、お兄さんと一緒に遊んで楽しかったエピソードをお分かちくださるようになりました。

四十代のDさんは、あることをきっかけに、弟さんと仲が悪くなり、五年間会っていない時期がありました。

ところが病気になり、旅立つ日が近づいていることを感じとられたDさんは、弟さんにメールを送り、病室まで来てもらいました。人生の最後が見えてきたとき、残される母親のことを頼めるのは弟しかないと思ったというのです。弟さんと打ち解けて話せる素直さがやっと持てたと話されていました。

七十代のHさんは、弟さんと妹さんがおられ、お二人ともよく昔話をされていました。幼かったときの話、両親のエピソード、当時の近所の話等、Hさんは兄弟とはそんな話ができることを楽しんでおられました。

「おじやおばが来ると、母は昔話ができ、共通の話題があるので楽しそうでした。私ができないことを、おじたちはしてくれて助かってました」とHさんの娘さんは後日言われていました。

楽しかった昔のエピソードを一緒に思い出せる人と話せることは、自分の人生の喜びや幸せを確認するよき作業となります。旅立つ前、兄弟と昔話ができるならば幸いです。兄弟には兄弟しかできない役割があるのです。

兄弟の不仲

親が病気になり、見舞いに来られる子どもさん同士が仲がよくない姿もあります。親の病気が原因になって仲が悪くなるのではなく、親の病気と死によって、それまでの人間関係のゆがみが悪化するというのでしょうか。

五十代のHさんには妹さんがおられました。お母さんが病気のため、二人は交代で見舞いに来られていました。Hさんと妹さんとは幼いときから競争心があり、二人とも互いの言い分を譲らないまま、それぞれの家族を持って生活をしていました。ところがお母さんが病気になり入院したために、協力しなければならないこととなりました。もともと兄弟間の仲がよくない場合、親の入院や介護をめぐって、再々話し合ったり顔を合わせることは、大きなチャレンジとなります。Hさんと妹さんは、それぞれにお母さんのためにはよくなさいましたが、二人の仲はさらに悪化し、葬儀の持ち方においてはもめにもめ、葬儀が終わってからは連絡をとり合わないことにしたようです。

遺産相続をめぐって、子ども同士の仲が悪くなるケースは多く、そうなることを恐れてか、親自身が財産をどこかに寄付することを生前決めている場合があります。

親が病気になったとき、その介護は子どもたちの間で平等に行われるケースは少なく、ほとんどの場合、子どもたちのうちの一人が一生懸命するはめになります。遠方に住んでいる子どもはなかなか来れませんし、仕事を持っている人も頼りになりません。それで親の近くに住んでいる子どもがキーパーソンになるはめになります。しかし、キーパーソンになった人も最近では多忙な人が多く、商売をされていたり、別の病気を抱えていたりで、日々の忙しさの中で、なんとか時間を作り出してお見舞いに来られています。それゆえに、一人っ子ならあきらめがつきますが、兄弟がいるのに自分だけに負担がかかることが、後日腹が立つ要因になります。そして親も、キーパーソンの子どもとはたびたび会えますし、感謝しながらもそれがあたりまえとなってしまうこともあって、ときにはついつい、もっとこうしてほしいとさらなる要求を言い出します。ところが遠方の子どもがたまに帰ってくると、親はうれしそうに「待ってたよ。よく来てくれた」と喜びを素直に表現するのです。それを見てキーパーソンである娘さんは言われました。

「私は毎日来てるのに、『よく来てくれたね』なんて父から言われたことがありません。たまに来る妹はいいですよね」

キーパーソンとしての苦労を親からも兄弟からもねぎらわれないとするならば、親の死後、キーパーソンであった子どもの心にしこりが残るようです。

親の介護や見守りを引き受けてくれた兄弟に対して、ほかの兄弟は兄弟としてのいたわりと感謝の気持ちを伝える必要があります。兄弟仲をよく保持するためには、心遣いがいるのです。

命のバトンタッチ

患者さんから「あと、どのくらい生きられるのかな」と問われることがあります。以前は余命を聞いておられるのだと思っておりました。しかし最近は、残された時間が知りたいのではなく、気にしている予定の日まで生きることができるかどうかを知りたいという意味で問うている方がふえています。

つまり、余命が三か月、五か月と言われることを望んでおられるのではなく、来月の夫の三回忌まで生きられるだろうか、二か月後に予定している娘の結婚式には出てやれるだろうか、三か月後の自分の誕生日まで生きられるだろうかと、問うておられることがあるのです。それで、患者さんから「あと、どのくらい生きられるのかな」と問われたとき、最近は、「何か予定されていることや気にされていることがおありですか」と問い返してみることにしています。

五十代のSさんから問われたときも、問い返しました。

するとSさんは「八月十八日まで生きられるかな。長女の予定日でね。初孫、私、おばあちゃんになるのよね」

二か月後のこと。Sさんの今の状態なら頑張れると思いました。そしてお孫さんの誕生をしっかりと見届けてほしいとも思いました。

「Sさん、お孫さんの誕生を楽しみにしましょうよ。娘さんにおめでとうと言ってあげなくちゃね。私も応援しますよ」

Sさんは「ありがとう。私、今死んでられないのよね。身重の娘のことを考えると、これ以上負担をかけてやりたくない。だから頑張ってみるね」

Sさんはそれから、あとどのくらい生きられるのかはもう問われず、八月十八日を目標にして生きられました。孫の誕生日と自分の死亡日が同じ日になってはいけない。出産前後に自分が死んだら、娘がどんなに苦労するかも案じて、そうならないように努力をされているように見えました。

病める人にとって、旅立つ日はいつでもいいわけではありません。とくに子どもや孫の結婚式の日や受験日、大切な試合やコンクールの日、記念日等とかち合わないように、病める人は気を遣い、その日を越せるように努力をされます。それが残る家族への最後のプレゼントと思っておられるようです。

意識が遠のく中で、「今日は何日」とうかがうたびに聞いてこられた患者さんがおられました。孫の結婚式が終わるまでは死んではいけないと、自分に言い聞かせておられるようで、結婚式まであと○日と一生懸命計算しておられました。やがて結婚式が無事に終了したことを家族が伝えると、その方は安心したのか、すぐに意識がなくなり旅立って行かれました。

Sさんも毎日カレンダーを見つめ、一日一日を過ごされました。生まれてくる孫を楽しみにされていましたが、それ以上に娘のことを気遣って、生きる努力をされたのです。自分が元気だったら、娘の出産の前後、里帰りさせていろいろしてやれるのに、と悔しそうに言われていました。「初めての出産を手伝ってやれなくてごめんね」と娘さんに伝え、娘さんのご主人様の実家に力になってもらえるように、自ら頼まれました。Sさんはベッドの中で親としてできる最善のことをされ、そしてあとは祈る気持ちで初孫の誕生を待たれたのです。

娘さんは無事、元気な赤ちゃんを出産されました。私たちスタッフにもその情報が入り、Sさんに「おめでとうございます」と伝えると、ほっとした表情をされ、うれしそうでした。

「Sさん、赤ちゃん見たいですよね。ホスピスでは、赤ちゃんが来ることもOKなんです。お孫さんと会えるのを楽しみにしましょう」

Sさんにそう伝え、さらなる目標ができました。しばらくの間は、お孫さんの写真を見て楽しんでおられましたが、一か月たったとき、娘さんご夫婦が、赤ちゃんをかごに入れて連れてこられました。待ちに待った対面でした。日に日に弱ってしまわれたSさんでしたが、赤ちゃんをやさしい眼差《まなざ》しで見つめ、微笑んでおられました。赤ちゃんを抱きかかえる体力はもうありませんでしたが、小さな手やほっぺたにふれて、そのかわいらしさを楽しんでおられました。娘さん夫婦から、「目元はお母さんにそっくりよ」と言われてうれしかったようです。

そろそろ娘さんが帰ろうとされたとき、Sさんは小さな小さなお孫さんに向かって、やさしく語りかけられました。

「恵子ちゃん（赤ちゃんの名前）、今日はよく来てくれたわね。おばあちゃん、あなたに会えて本当にうれしかった。あなたの元気な姿を見て安心しました。おばあちゃんの命は、もう少ししか残っていないけれど、恵子ちゃんにバトンタッチできること、今、幸せだなと思ってるよ。すくすくと大きくなってね」。Sさんはこの日、恵子ちゃんと会える最初で最後の日となることをご存じだったようです。

恵子ちゃんに命のバトンを渡して、Sさんはそれから十日後に旅立っていかれました。

ホスピスご入院中に孫が生まれたというケースは時々あります。お孫さんの写真を病室に飾って、孫の誕生を喜んでおられます。旅立ちを意識している病める方にとって、新しい命の誕生は希望であり、死に対して自然に受けとめる素直な気持ちを与えてくれるもののようです。自分の命は終わってしまうものではなくて、継がれていくもの、Sさんはそんな風に感じておられました。

赤ちゃんである恵子ちゃんには、おばあちゃんとの一度の出会いの思い出は記憶に残りませんが、いつの日か大きくなった恵子ちゃんに伝えてくださいと、最後に娘さんに申しました。「おばあちゃんは、あなたが生まれたことを喜んで、心の希望にしていたよ」と。

命のルーツ

近年、中学校や高校にお招きいただき、学生さんたちに講演する機会がふえてきています。ホスピスで見ている世界から、命の尊さや自分らしく生きること、友だちや親との人間関係について、そして自分を大切にする、他者を大切にすること等について、学生さんたちにお話ししてきました。

あるとき、大阪にある高校から講演依頼をいただき、うかがうことになりました。初めてうかがう学校でしたが、依頼状をいただいたときの封筒に学校名が書かれていましたが、どうも途中で改名されたようで、昔の学校名も元○○学校として記されていました。その昔の学校名を見たとき、懐かしい気持ちになりました。

「ひいおじいちゃんは、○○学校の校長先生を長くしていたのよ。お母さんが小さいときに、おじいちゃんの家に遊びに行くと、学生さんが来ていたこともあって、学生さんとかかわるのが好きなおじいちゃんだった。おじいちゃんは、あなたが生まれてくるのを楽しみにしていたけれど、四か月前に旅立ってしまったのよ」と母からよく聞かされていました。

当日、学校にうかがったとき、早速○○学校とは曾祖父が校長をしていた学校だったのかをお聞きしてみました。校長室には歴代の校長の写真が並んでいて、曾祖父の写真も飾られていました。校長先生は曾祖父が校長として一番長く勤務したことなど、語り伝えられているエピソードをお話ししてくださいました。

私が生まれる四か月前に旅立ってしまった曾祖父のことが、なぜかこの日、懐かしく思えました。この世では会えなかったのに、そして、私の母親の父親の父親という遠い先祖なのに、命の絆を感じさせられました。

講演中、曾祖父がどこかで聞いてくれているような気持ちになりました。この日、命のルーツに思いを馳せ、家族の範囲が広がったように感じました。

ペットたちの活躍

ホスピスでは、患者さんに時々お聞きをすることがあります。

「会いたい人はおられませんか」

お会いになりたい人間を問うているのに、近年ペットの名前をおっしゃる方がふえてきています。飼っておられる犬や猫たちに会いたいと言われるのです。

一般病棟では、ペットのお見舞いは可能ではありませんが、ホスピス・緩和ケア病棟では、小動物のお見舞いに関して、ルールを作り可能にしているところも少なくありません。犬や猫ばかりでなく、鳥やリスやハムスターがお見舞いに来ている姿を見かけたこともあります。大好きなペットのヘビに会いたいと言われたときだけは、病棟のＯＫがとれず、一度だけお断りをしたことがありました。

ペットたちのお名前も、昔なら、犬なら「コロ」、猫なら「タマ」というように、すぐにペットであることがわかるような名前でしたが、最近のペットたちは人間のような名前を付けてもらっているので、私たちスタッフも勘違いをしたことが何度もありました。患者さんが「ジョンが午後から来てくれるから、午前中に処置をすませておきたい」と言われるので、てっきり外国人のお友だちが来てくださると思っていたら、ジョンは犬だったことがありました。また、「田中さんが見舞いに来てくれるので、二時までにお風呂に入っておきたい」と言われた患者さんのもとには、田中さんという名の猫が来ていました。

ペットたちがやってくると、患者さんの表情は変わります。ペットたちは、私たち人間の心の癒しのために生まれてきてくれたように感じることがあります。患者さん方に、ペットたちのことを「家族の一員みたいですね」と申すと、「家族みたいではなく、家族です」とはっきり言われます。病める人の心に、慰めやなごみを届けてくれているのは人間だけではないのです。ペットたちの存在も大きな働きをしています。

五十代のNさんは、猫好きで、猫を四匹飼っておられました。Nさんのご主人様に、担当医の先生が、「Nさんが会いたいと思っている人がいるならば、今のうちに会わせてあげてください」と伝えました。Nさんの病状が急変したのです。ご主人様は、Nさんに問いかけました。「会いたい人はいるか」。すると小さな声で「ヨッちゃん」と答えられました。ヨッちゃんとは、四匹の猫の中でNさんが一番最初に飼い始めた猫のことです。

ご主人様はすぐに自宅に戻り、ヨッちゃんをペットケースに入れて病院に連れてこられました。「ヨッちゃんが来たよ」とご主人様がNさんに語りかけると、Nさんは目をあけてヨッちゃんを見つめていました。ヨッちゃんもじっとNさんを見つめ、ご主人様の手に抱えられていたのですが、ベッドの上に降ろしてもらうと同時に、ヨッちゃんはNさんの布団の中にするっと入ってしまいました。ヨッちゃんは身動き一つせず、Nさんの体に寄り添って静かにしています。時が流れてゆき、ご主人様はヨッちゃんのお見舞いはこれで十分だと思われました。そこでヨッちゃんを連れて帰ろうと思い、抱こうとするのですが、ヨッちゃんがベッドから離れようとしないのです。ヨッちゃんは、Nさんの両足の間に挟まるようにして丸くなっていました。ご主人様がNさんから引き離そうとすると、ヨッちゃんは抵抗して固まっていました。

やがてご主人様は詰所に来られ、連れて帰るつもりだったけれど、ヨッちゃんが動いてくれないので困っていることを相談されました。病棟としては、これも大切なことと受けとめ、ヨッちゃんがNさんのベッドの中に居続けることをお許ししました。その晩、ヨッちゃんは飲まず食わずで、Nさんの冷たい足を自分の体温で温め続けたのです。翌日の夕方、Nさんは旅立っていかれました。先生が死亡宣言をされた後、ご主人様は布団をめくり、Nさんの両足の間にいるヨッちゃんを抱き上げられました。「ヨッちゃん、ありがとう。君にしかできないことをしてくれてありがとう。お母さん（Nさんのこと）も喜んでいたよ」と話しかけておられました。ヨッちゃんはすべてのことを理解しているかのような顔をしていました。動物の持つすばらしい感性に驚くとともに、動物には動物にしかできないことがあり、その役割をみごとにこなせる姿に、当時たいへん感動しました。

四十代のKさんは、長年一匹の猫を飼っておられましたが、病気になる前に、その猫は高齢のために亡くなってしまいました。入院してこられたとき、その猫の写真を持ってきて病室に飾られ、よくその猫との思い出を語られました。その猫との二人暮らしが長かったためか、遠方に肉親がおられるのに、ほとんどが猫の話。それも、猫がまるで人間であるかのように、こんなことをしたとか、きげんが悪かったとか、楽しかったエピソードなどを語られるのです。

猫の名前はルミちゃん。Kさんは、いずれ病状が悪化したときには、あの世からルミちゃんに迎えに来てほしいと言い出されました。お父さんもお母さんも他界されているのに、迎えに来てほしい相手は、ルミちゃんなのです。ほとんどの患者さんは、死が近づいてくると、もう旅立ってしまっている両親や伴侶や兄弟を懐かしく思い出し、ときには夢の中や幻覚で見えたりするのですが、ペットに迎えに来てほしいと言われた患者さんはこのとき初めてでしたので、びっくりしました。Kさんとルミちゃんの絆は、本当に深いものでした。

Kさんの旅立ちのときがいよいよ近づいてきたとき、私はKさんの耳元で、静かに語りかけました。

「Kさん、ルミちゃんが迎えに来てくれますよ。ルミちゃんの姿が見えてきましたか。また一緒に過ごせますね。これからは永遠にルミちゃんと一緒にいられます。よかったですね。仲良くお過ごしくださいね」

Nさんは私の声かけに、にっこりされました。そしてルミちゃんが迎えに来てくれたのでしょう。穏やかな旅立ちでした。

もう亡くなっている猫が、飼い主の心の支えとなり、旅立ちを導いてくれるということなんてありえるんですね。

六十代のTさんは、犬を飼っておられました。名前はマサル。入院して一番つらいことはマサル君と別れて生活していること、と言われました。子犬のマサル君を飼っていたとき、マサル君が下痢をして、夜寝ないで看病したことがあったことを話されました。「ずいぶんと犬がお好きなんですね」と申すと、Tさんは「犬はものが言えないでしょ。自分で言えない動物は大事にしてやらないかん」と言われました。奥様によると、子どもたちよりもマサル君のほうを大事にするので、昔はそのことでよく喧嘩をしたそうです。

Nさんは一度、マサル君に電話をしました。Nさんの声を聞いて、久しぶりの声に最初、きょとんとして、それからうれしそうにくるくると回り、玄関に座ってNさんのお帰りを、その晩、ずっと待ち続けたマサル君のことを奥様から聞かれ、「かわいそうなことをしてしまった」と言われました。Nさんはマサル君に、二度と電話をされることはありませんでした。

マサル君は小型犬ではなく、中型ぐらいの大きさの犬だったため、Nさんは病院にマサル君を連れてきてもらうことをしぶっておられましたが、会いたい気持ちはつのるばかり。それでマサル君に来てもらうことにしたのです。

Nさんは恋人が来るかのように朝から待ちわび、マサル君は病院の非常階段を上ってNさんの病室に到着。二人だけにしてあげようねと、Nさんの奥様もスタッフも病室から退室しました。マサル君はNさんのベッド柵に前足をかけて寄りかかり、Nさんをじっと見つめて話を聞いていました。Nさんはうれしそうでした。マサル君が帰った後、「お見舞いはいかがでしたか」と問うと、「十分にお話ができました」と言われるので、「マサル君は何と言ってましたか」と問い続けると、「マサルは、『ワン』と言ってました」と言われ、思わずNさんと視線を合わせ、にんまりとしてしまいました。

Nさんは、こう言われていました。

「動物たちは、私たち人間に癒しを運んできてくれる。マサルと一緒にいるとやさしくなれる。ありのままの自分でいられる。そして守ってやりたくなる。そんな力が出てくるのもうれしいね」

ホスピスでは、ペットたちは家族のようではなく、立派な家族として、すてきな働きを見せてくれています。

ぬいぐるみの効用

病室にうかがうと、女性の患者さん方で、ぬいぐるみや、かわいい動物の形になっているクッションをお持ちの方がふえています。ぬいぐるみといえば、昔は小児病棟で見かけるものでしたが、最近は、患者さん本人が持参されるか、お見舞い品としてぬいぐるみをいただいておられます。孫がこんなものを持ってきまして、と恥ずかしそうに言われることもありますが、見舞い品として、ぬいぐるみが喜ばれることが多くなりました。以前は、大人の方のお見舞いには花束が多く用いられましたが、最近は、生花の持ち込みを禁止する病院もありますし、花の水替えなどお手入れをすることが病める人の負担になるために、花に代わる見舞い品が必要になってきました。それで心なごむ見舞い品として、ユーモア商品か小物、そしてぬいぐるみがよく届けられるようになってきたのです。最近のぬいぐるみは、種類が多く、肌ざわりもソフトで、かわいらしさと心地よさがあって、病室の空気をぐっと温かくしてくれています。

五十代の患者さんは、ディズニーランドに何度も行ってこられた方で、ディズニーのグッズに囲まれていました。ミッキーマウスのクッション、そして、ぬいぐるみの動物たちがベッドの周りに置かれていました。

「年がいもなく、こんなものを持ってきて恥ずかしいのだけれど、かえって大人になってからこういう物が好きになってね。かわいいでしょ。こういう物を見ていると、心がなごむのよ」と言われました。

七十代の患者さんは、おしゃべり人形を持ってこられていました。独居で生活していたときから、寂しかったので、「おはよう」「おやすみ」「いってらっしゃい」などとしゃべってくれる人形を入院時に持参されました。「この子はいつも私と一緒にいるの」と言って、ベッドの上に置いて、毎日、人形に話しかけておられました。

八十代の患者さんは、ミッキーマウスと熊のプーさんのぬいぐるみを、人生最後のお誕生日にお孫さんたちからプレゼントしてもらって、大喜びされていました。訪問すると、それらを抱き締めて、「私の宝たちよ」と言っておられました。

四十代の患者さんのもとに友人たちからのお見舞いとして、スヌーピーの大きなぬいぐるみが届きました。彼女は「このぬいぐるみ、抱き心地がよくて、体が楽なの。助かるわ」と言って、喜んでおられました。

六十代の患者さんは、熊のプーさんのぬいぐるみがお気に入りで、毎日話しかけて、プーさんとの絆を深めておられました。

「プーさんはね、私の気持ち、よくわかってくれているの。こうやって毎日話しかけていると、本当に聞いてくれて、わかってくれているように思うのよ」と言われるのです。

ぬいぐるみに話しかけている彼女の姿は、奇妙に見えるというより温かいやさしい姿に見えました。彼女がプーさんを大切にされている以上、私も病室を訪れたときには、ぬいぐるみのプーさんに話しかけるようになりました。そんな私の姿を見て、その方はうれしそうな表情で、さらにプーさんに話しかけていました。

七十代の患者さんは、幼いときに買ってもらった市松人形を七十年間、大切にしてこられました。ホスピスにその人形を持ってこられ、病室にある椅子に座らせていました。彼女はベッドに横たわりながら、その人形に目をやり、話しかけ、そして時々抱き締めておられました。市松人形には、人間のような表情がありますので、訪室するナースによっては怖いと感じたようです。しかし、その患者さんにとっては、かわいくてしかたがない人形だったのです。

ぬいぐるみや人形が、ホスピスではよい働きをしています。病める人の心に安らぎを届けてくれています。かわいいと思えることが、なごみなのです。そして抱き締めることができることも、人の心の要求を満たしてくれます。言葉にできない思いを、心地のよいものを抱き締めることによって、気持ちが楽になることがあります。最近のぬいぐるみは、素材がソフトで弾力性があり、抱き心地が実によく、私たちを満足させてくれます。日本人は抱き締め合う（ＨＵＧ《ハグ》）ことに不慣れな国民ですから、家族同士でもＨＵＧをしません。しかし、人というのは、表現できないほどのたまらなくつらい、重苦しい気持ちになったとき、寂しいとき、情けないとき、悲しいとき、誰かに支え、守り、受けとめてもらいたいと思います。そんなとき、理屈をこえて慰めが心に届く手段の一つが、心地のよいＨＵＧです。ところが、日本人同士の場合、なかなか自然な形で、ＨＵＧすること、されることがありません。ぬいぐるみたちは、そんな私たちの必要に応えてくれています。ぬいぐるみだったら、恥ずかしさがなく、一人でいるとき、思いっきり抱き締めることができるのです。

友だちは宝物

八十代のＫさんは、子どもさんが五人、お孫さんが十二人、ひ孫さんが六人おられ、毎日誰かが来てくださって、病室はいつもにぎやかでした。

「Ｋさん、ご家族がたくさんいらっしゃるっていいですね」と声をかけると、「ありがたいわね。最近はひ孫の名前が覚えられなくて、この秋にはひ孫がさらに二人ふえる予定なのよ」と、家族に囲まれている喜びをうれしそうに語られます。

そのＫさんのもとに、同年配の方が、ある日お見舞いに来られていました。帰られた後にＫさんにお尋ねしたら、「友だちが来てくれたのよ」と大喜び。そしてしみじみと言われました。

「友だちって宝だね」

Kさんが言われるには、家族には家族のよさがあるけれど、友だちには別のよさがある。友だちにしか埋めることのできない心の部分があるというのです。

六十代のMさんは、すてきなご主人様と三人の娘さん、そして三人のお孫さんをお持ちでした。ほとんど毎日、ご家族のみなさんが協力して、交代で見舞いに来られるのですが、毎週水曜日に決まって来られる女性の方がいるのです。あの方は誰なんだろう。同年齢のように見えるし、従姉妹さんかなとスタッフたちの間では話していました。

ある日、その方がお見舞いに来られていたので、病室でお聞きしてみたのです。

「従姉妹さんでいらっしゃいますか」。するとMさんは「いいえ。中学二年生のときの友だちなのよ。さっちゃんとはね、中学生のときからの親友で、お互いに結婚して子育て中はなかなか会えなかったんだけれど、私たちずっと連絡を取り合っていたのよ。そして子育てが終わってからは、一緒に旅行にも行って、いろんな思い出を作ったわね」とさっちゃんに視線を送りながら話されました。

Mさんのお話では、さっちゃんとの友情を長年かけて育ててきたと言われるのです。そして、自由に会えない子育て中は、互いに連絡を取り合う努力をしたということでした。育ててきた友情のおかげで、さっちゃんは必ず毎週来てくださいました。そしてMさんも言われました。

「友だちは宝だね。友だちにしか言えないこともある。家族には心配かけたくないと思って言えないこともあるけれど、友だちには言えたりする。そして同世代の友だちだからこそわかってくれることもあるし、頼めることがある。だからさっちゃんのおかげで、私とても助かってるし、支えられてるのよ。さっちゃん、いつもありがとう」

さっちゃんはうれしそうにうなずき、Mさんに向かって言われました。

「もし私が病気になっていたら、まさこちゃん（Mさんの名前）だって同じことをしてくれていたわよ」

九十代のIさんをある日、訪問したときのことです。

「Iさんの今の願いは何ですか」と問いかけると、「もう死なせてほしい。あの世に行かせてほしい」と言われるのです。

「Iさん、お体が苦しいのですか。つらいのですか」と問うと、「どっこも痛くない。別にたいしてしんどくもない」と言われるので、「Iさん、どうして早く死にたいの」と問い続けると、こう言われました。

「もう同級生がみんなあの世に行ってしまって、寂しくなりました。あっち（あの世）でされている同窓会に行かせてほしいのよ」

「Iさん、でもこの世には、娘さんや息子さん、お孫さんたちもいるじゃない。みんなIさんのことが大好きなのよ。今日だって誰か見舞いに来てくださるよ」と話しかけると、Iさんは次のように言われました。

「たとえ娘や息子でも、話が合わない。同じ世代じゃないとわからない思いというものがあります。同世代の人がいないというのは寂しいものよ」

今まで「早く死にたい」と言われる患者さん方の叫びに、ふれてきました。そんなとき、いろんな理由を聞いてきましたが、あの世の同窓会に行かせてほしいというIさんの申し出には、不思議な説得力がありました。そしていつものように引きとめる励ましを伝えることができず、なぜかなるほどと腑に落ちて、Iさんには何も言えませんでした。

同世代の人にしかわからない気持ち、これは確かにあります。とくに歳を重ねると、世代を意識するようになります。戦争を経験しているかしていないかによっても、連帯感が違います。たとえ親身になってくれる息子や娘がいても、理解しきれてもらえない思いがあり、そんなとき、同世代の友人はありがたいものだというのです。あの時代のことを同じ感覚で語り合える友人とのかかわりを、大切に育てておかなければなりません。

しかし、同世代の親しき友人がいても、高齢者になったときには、互いに抱える課題も同じで、力になってもらえないことがあります。

八十代のAさんは、がんにかかる前はとてもお元気で、同世代の友人たちのお見舞いに回っている毎日だったというのです。今度は自分が入院したので、友人たちと会えなくなってしまったと寂しそうに言われました。老後は互いに支え合おうと約束していても、そこには限界があるということです。

そこで、六十五歳を越える頃から心得ておいたほうがいいことがあります。それは二十歳年下の友人も作っておくことです。

七十代のTさんのもとに、五十代の友人がよく見舞いに来られていました。会社でお勤めだったときの部下だったらしく、「Tさんにはとてもお世話になりました。かけがえのない大切な人です」と言われ、Tさんが定年退職されたあともかかわりが続き、今やTさんが一番信頼されている友人でした。

Tさんはその方が見舞いに来るのをいつも楽しみにされ、奥様も席をはずして二人だけで話せるように協力されていました。Tさんにとって二十歳も年下の息子のような友人は、まだ若くて頼もしく、少々寄りかかってもしっかり支えてもらえる心地よさがありました。そして若い人には、自分が見ることのできない将来を託せる希望が持てます。同世代でないために、競争心から解放されて、応援ができるのです。同世代の友人が見舞いに来てくれると、その元気な姿が羨ましく、自分がよりみじめに思えて落ち込む人もいますが、自分よりもはるかに若い人が元気に見舞いに来てくれると、羨ましさよりも何か力になってもらえる期待のほうが勝つようです。そして他人のほうが家族よりも、忠実に病める人の期待に応えようとします。

ある患者さんはこんな話をしてくださいました。ある店のカレーが食べたいと思って妻に買ってきてほしいと頼んだそうです。妻はその店を探しきれず、途中であきらめて別の店のカレーを持って帰ってきました。ところが友人に同じことを頼むと、友人は苦労してその店を探し出し、その店のカレーを持ってきてくれたのです。家族に何かを頼むと、甘えがあるのか、これで我慢してくださいと言わんばかりに、必ずしも頼んだものが届くとは限らない。しかし友人は、あきらめないで探そうとしてくれるというのです。だからこそ、家族と友人の役割分担があって、両者が必要なのです。

ホスピス病棟に移ってこられるとき、今までお世話になった一般病棟に来ていただいていた見舞客を減らされる患者さんがたくさんいます。残された時間を意識されるからか、家族だけの見舞いに制限され、友人たちの見舞いを切られたり、人数を減らされます。ホスピスに入院するということは、日に日にみじめな姿になっていく自分を想定してしまう可能性があります。元気だったときのおもかげがたとえ失われたとしても、あの人には見舞いに来てもらいたい、会いたいと思える友人を持てることは人生の宝です。みじめな自分をそのまま見せても受けとめてくれる友人、素直に甘えることのできる友人を持てる人は幸いです。

家族と友人の両方に恵まれた最後の日々を送られる人は、ホスピスでは近年少なくなっています。病める人には両者が必要です。友人とのかかわりを今から大切に育てておかなければなりません。

本当にそばにいてほしい人

患者さんのもとにお見舞いに来られる方々の中には、家族のようで家族でない方がいます。友人というよりは、家族のようにかかわり、患者さん本人も頼りにされているのですが、正式な家族のポジションにはおられない方といったらよいのでしょうか。病院側も、入院されてからその人との関係を理解するのに時間がかかることがあります。

まずケースとして多いのは、「人生のパートナー」と呼ばれる人の存在です。互いに結婚歴はなく、そして二人は結婚はされていませんが、友人以上の男女関係を持っていて夫婦のように見えます。籍が入っていないので、「妻」「夫」という立場にはおられませんが、それに準ずる方と医療者は見ています。

二つ目のケースは、患者さんに結婚歴がありますが、今は独身で、親身になってくれるパートナーを持っている人の場合です。日頃はパートナーの方が夫や妻のように、身の回りの世話をされていますが、旅立ち近くなったりすると、前妻との子どもが見舞いに来ることがあります。

三つ目のケースは、患者さんには夫や妻がいるのに、友人以上に親身にかかわってくれる異性の方がいる場合です。離婚してでも、将来結婚するつもりだったという方もおられますし、実際の結婚生活を失うつもりはなく、それでいて不倫関係も保持したいという方もおられます。不倫をしていることを伴侶が知っている場合と、知らない場合とがあります。妻や夫の見舞いの時間を避けて会いに来られる方、夫や妻はほとんど見舞いに来られず、不倫の相手の方がまるで夫や妻のように、ずっとそばにいて世話をする方もおられます。

四十代の男性の方は、妻はおられましたが、病室に泊まって世話をされている別の女性の方がおられました。私たちはその方のことを、○○さんと名字でお呼びしていましたが、本当の奥様よりも妻らしく見えました。奥様はこの女性の存在をご存じで、しかも長年、目をつぶるような生活をしてこられたようでした。結局、その患者さんは、その女性の方の介護を受け、いよいよのときは妻もやって来られ、右手、左手をそれぞれに握ってもらい、旅立って行かれました。男性のドクターたちは、羨ましい姿だったと言っていましたが、女性のナースたちは、複雑な思いで見守っていました。

近年、いろいろな見守りの姿があります。患者さんをとりまく人間関係の複雑なケースがふえています。病める方にとって、誰が一番心の支えになり、誰がそばにいてくれるのが心のなごみになるのかは、医療者にとって、十分に配慮してかかわる必要があるために、関心があります。そして、見せていただく人間関係の姿に、考えさせられたり、学んだりすることはありますが、良し悪しで評価をすることは避けてきました。人には、いろんな生き方があるのです。ただ、心のケア担当者として最後の生き方を見つめるとき、自分の心の支えになる人をきちんと持っている人は幸いだと感じてきました。妻がいるから、夫がいるから、心の支えがあるとは言えません。たとえ結婚していても、一緒に生活をしていたとしても、一緒にいるのが心地よくなく、最後の日々、甘えることもできない夫婦もたくさんいます。

人は人生の終末期、心地よい誰かがそばにいてくれることを望みます。自分を大切にし、やさしくしてくれる人に、そばに来てもらいたいのです。一緒にいてほしい人を持っていること、そして、その人が肝心なときに、本当にそばに来てくれるような人間関係を日頃から作っておくことが必要です。

男女のあり方には、世間の目から見れば、罪深いものもあります。生き方そのものを肯定することには無理があるとしても、自分が死ぬとき、そばに来てやさしくしてくれる人をちゃんと持ち得ておられるお姿には、なんとも言えぬ複雑な思いを持ってきました。

人生を分かち合うこと

八十代の男性Yさんは、やってくるナースに「もう死なせてほしい」と言い出されるようになりました。Yさんはまだまだ体力があり、近日中に死ねるような体調ではありませんでした。

それで訪室するナースたちは対応に困り、Yさんをなだめようとするのですが、Yさんは早く死なせてくれと言い続けられるのです。そこで私になんとかしてほしいと、ナースたちが相談に来ました。

私がYさんを訪問すると、私にも「死なせてほしいんだよ。君からも先生にお願いしてほしい」と言われました。

そこで私はYさんに尋ねました。

「Yさん、死なせてほしいと叫んでおられますが、本当に近日中に死ねると、ご自分で思っておられますか」

すると、Yさんは一瞬びっくりした顔になり、そして言われました。「ちょっと無理な気がする。まだ死ねるほど弱ってないものな」と。がっかりした口調でした。

「Yさん、今すぐ死ぬのは、私も無理のような気がします。ただし、Yさんが早く死ねるように、私、応援します。ところで死ぬにも準備が必要なのです」と申すと、「死ぬのに準備が必要だったとは、知らんかったな」と、Yさんは話に乗ってこられました。

「Yさん、死ぬときはね、先に死んでしまった家族の方が迎えに来てくださるようですよ。Yさんは、誰に迎えに来てもらいたいですか」と問うと、「家族の迎えか。何人迎えが来るのかな」と聞かれ、「迎えに来てほしい人を一人決めてください」と返しました。

Yさんは、その日、先に旅立ってしまった家族のことを一生懸命思い出し、考えめぐらせておられたようです。

翌日うかがうと、「困ったな。私が死ぬとき、誰が迎えに来てくれるんだろう。考えてみたら。私はどの家族のメンバーともきちんとお別れしてこなかったんだよ。だから困ってるんだ。まず母親のことなんだけれど……」と言って、その日、お母さんとの思い出を語られました。

Yさんが独身だった頃、めったに残業がないのに、その日に限って残業をして遅く帰宅すると、お母さんが家の中で倒れて亡くなっていたそうです。お母さんはお料理も洋裁もお上手で、すてきな方だったことも話されました。お母さんを失って悲しんでいたとき、友人たちが心配して結婚をすすめてくれて出会ったのが、今の奥様であることも話されました。

次に訪室したときは、お父さんのことを話されました。お父さんは自殺をされたそうで、そのときの様子や思いを振り返って話されました。

別の日には、お姉さんのことを話されました。お姉さんは、若いときに行方不明になっておられました。Yさんはお姉さんがもう死んでいると思うと言われ、お姉さんとの子どもの頃の思い出を話されました。そしてその日、「もう一つ聞いてもらいたい話がある。今度来てくれたとき、話したい」と言われるようになり、Yさんの死にたい叫びは、こんな家族の話をされるようになってから、ストップしていました。

それから四日後訪問すると、Yさんは、約束したことを覚えておられ、話し出されました。それは、入院してきたとき医療者に言わなかった、子どもさんの死のお話でした。

「本当はね、子どもは四人いたんだよ。先生には、もともと三人しかいないように話したけれど、実はもう一人娘がいたんだ。一歳半のときに、事故で死んでしまった」と言われ、そのときの様子や妻と一緒に悲しみを乗り越えてきた過程を思い出して語られました。

「こんな人生を送ってきたからさ、誰が迎えに来てくれるんだろう。それにしても、こんな誰にもしたことがなかった話をすることになろうとは、夢にも思っていなかった。聞いてくれてありがとう。おかげで、自分の人生を静かに振り返り、いろんなことを思い出し、よく生きてきたなと、自分をほめてやりたいよ」と言われたあとに、早く死にたいと叫んでおられたYさんだったのに、続けてこう言われたのです。

「妻は病気を持っていてね。私が彼女を最後まで支えてやるつもりだったのに、妻より先に私が旅立つことになってしまって、それだけが今心残りだな。最後まで妻を見守ってやらないとね」

Yさんはあれ以来、早く死にたいとは言われませんでした。不自由なお体でお見舞いに来られる奥様と穏やかな時間を持たれ、旅立っていかれました。旅立ちの瞬間、誰が迎えに来られていたのでしょう。息を引き取られたとき、ご両親もお姉さんも娘さんも、みんなそろってY

さんを迎えに来られているお姿を、私は想像していました。

どんな人にも、人生の心の痛みがあります。そしてYさんのように、妙なタイミングにご自分の人生を分かち合い、心の痛みと向き合う気持ちになれることがあります。そんなとき、そばにいることの意義を感じてきました。

人はこの世を生きていくとき、そして最後の日々を生き切るために、分かち合うことのできる誰かを必要としています。

第7章
マザー・テレサが教えてくれた

マザー・テレサはカトリックの修道女でいらっしゃいましたが、宗教・宗派の壁を越えて、人々の心に寄り添い、共に生きることのできる方でした。彼女のそんな生き方に見られる人とのかかわり方に、私は生前から関心がありました。確信あるメッセージを心にとめて人とかかわる姿から、私たちは学ぶことがたくさんあるように思います。

私はホスピスで、二つの心のケアに長く携わってきました。カウンセラー（心理的・精神的援助者）としての心のケアと、チャプレン（宗教的援助者）としての心のケアです。ときには、二つのケアはミックスしたり、宗教的なケアそのものを必要とされる場面があります。そんなときには、チャプレン独自の働き方をしてきました。

宗教的ケア・宗教的な援助は、どのような場面で必要とされているかをご紹介し、続いて、マザー・テレサの人と共に生きるお姿から、大切な心得を学びましょう。

あなたは一人ぼっちではない

寂しさには二種類あります。人恋しい寂しさと、一人ぼっちで旅立っていく孤独感です。人恋しい場合は、訪問回数をふやしたり、そばにいる時間を長くすると、寂しさはやわらぎます。

しかし、そばに家族が泊まってくれているのに、夜中に目が覚めたとき、なんともいえない寂しさに襲われたと語った患者さんがおられました。これは単なる人恋しい寂しさではありません。旅立ちの日が近づいているのを体で感じている患者さんの中には、一人で死んでいく寂しさを味わっている人もいらっしゃるのです。そんな方にとっては、人間的な慰めだけでは満足できないものがあります。そんなとき、私はキリスト教のチャプレンとして、「神はあなたと共におられる」というメッセージを届けてきました。生の世界と死の世界の両方を支配しておられる方が、共にいてくださるというアプローチが、このような場面には必要なのです。

がんになったから気づくこと

がんになった悔しさ、腹立たしさを、共感的態度で対応することで、十分にケアになることがあります。

しかし、患者さんによっては、なぜがんになったのかという問いかけからスタートして、人生にはなぜ苦しみがあるのか、苦しみの意味を求めて考えめぐらせている人がおられます。そんな患者さんとは、聖書を用いて一緒に話し合ってきました。聖書の世界では、苦しみを通して見えるもの、気づけるものがあること、そこには人間としての内面の成長があることを教えています。

苦労のマイナス面だけではなく、プラス面にも心が向けられるようになると、患者さんはなぜがんになったのかという悔しい気持ちにとどまるだけでなく、がんになったからこそ見えてくる世界、言える言葉を語り出すようになるのです。聖書を用いて、または聖書的な物の見方を紹介しながら、現実を肯定的に見ることができるように、援助してきました。「がんになってよかった。がんになったから気づけた幸せがある」と言える力を、患者さん方はお持ちです。

心に平安と許す心がほしい

患者さんは、自分の人生の限りを意識するようになると、過去を思い出すことが多くなります。そんなとき、「こんなことをしなければよかった。言わなければよかった」と後悔することを思い出したりします。また他者から傷つけられた経験をもう一度思い出して、怒りがますことがあります。後悔のある心や怒りのある心には、穏やかな思いはなく、人は、旅立ちの前に、せめてもの平安な気持ちを持ちたいと願っています。

そんなとき、ある患者さんは、相手に謝罪することで相手から許される思いを持つことができますし、傷ついて怒っている気持ちも、真剣に一生懸命聴こうとしてくれる他者の共感的態度で癒されることがあります。

しかしある患者さんは、「周りの人に迷惑をかけてきた自分は、天国に行けるのでしょうか」と問いかけてきました。この世での出来事に対して、きちんと清算をし、神様に赦されたいという人もいます。また怒っている自分が情けなくて苦しく、他者を許す心がほしいと願っている患者さんもおられます。

そんなとき、私はチャプレンとして、聖書から、神様の赦しと神様が約束してくださっている、いかなることにも動じない平安についてお伝えしてきました。

人間を越えた力が働いてこそ、心に届く真の慰めがあるのです。

余命の過ごし方と意味

患者さんにとって、残された時間をどう生きるかは大切な問題です。患者さんに「してみたいことはないのか、関心のあることはないのか」と問いかけながら、残された時間の使い方を一緒に探してみることについては第3章で述べました。

しかし、あるクリスチャンの患者さんは、「残された時間に、神様は私に何をしてほしいと願っておられるのかを、祈って求めてます」と話されました。私が何をしたいのかというのではなく、神様が私に何をしてもらいたいと願い、期待されているのかを知り、それができるようでありたいと言われたのです。そのとき、私はチャプレンとして、その患者さんのクリスチャンとしての信仰から出た思いを受けとめ、彼が神様の思いを悟って実行できるように、訪室するたびに彼と一緒に祈るようになりました。

その患者さんはやがて、苦労をかけた妻に対して謝罪をする必要を感じとられ、残された時間を妻との和解のためにあてられました。彼の思いは妻の心に届き、最後の日々は妻とよい時間が持てました。

神様を中心にした生き方を願っている人にとっては、信仰を受けとめ、支える援助が必要となります。

死を越えた希望がほしい

あの世を考えてみるときは、はっきりとした確信がなくても、「私にとってのあの世」を想像してみることや、死んでもまた天国で会えるかもしれない、生まれ変わってまた会えるかもしれない、と思えるだけでも、希望とできる患者さんがおられます。

しかし、患者さんの中には、自分の勝手な思い込みではなく、聖書に根拠のある希望を求めてこられる人もいます。ある患者さんは、天国についてお話をすると、「証拠を持ってきてください」と言われました。

そんなとき、私はチャプレンとして、聖書が語る天国を紹介し、聖書が約束している永遠の命や天国での再会や体の復活について、求める方には語ってきました。

関心を持って聞いてこられる人の中には、本当に心からそう信じたいと、信仰を持つことを積極的に願う方もおられます。そんなときには、しっかりとお導きをし、聖書の教えをお伝えします。願われれば、洗礼を受けるご準備もいたします。洗礼まで受けて、聖書の教えを確信のある希望にしたいという患者さんもおられます。

愛されたい

人は愛されたいという欲求を持っています。人生の終末期には、その思いを強く持つようになります。周りの人のやさしい言葉や思いやりのある行為で十分に幸せを感じ、満足できる人もいますが、「あなたは、神様に愛されている」というメッセージを必要としている患者さんもおられます。

人間のやさしさや愛だけではなく、神様のやさしさや愛を求めている人に、聖書から語ってきました。そして神様の愛が私の言動を通して、患者さん方のお心に届きますようにと願い、祈りながら、かかわっています。

私は、キリスト教のチャプレンですが、あくまでも患者さんご自身の宗教や考え方・思想を尊重してきました。キリスト教以外の宗教を求められる場合は、その宗教の教えを説く方をご紹介するつもりです。

病める方の宗教的な必要に、チャプレンとしてかかわる意義をいつも感じています。

見つめ・見つめられること

あるとき、テレビでマザー・テレサの活動のドキュメンタリーの番組がありました。生前のマザー・テレサが、インドのカルカッタにある「死を待つ人の家」を訪問されている映像でした。私は、彼女の時間の使い方と人とのかかわり方に関心を持ってこの番組を見たのです。

マザー・テレサの思いをこめたかかわりから学んだこと、考えさせられたことをお分かちしたいと思います。

まず、マザー・テレサは、私たちのように言葉を使いすぎるということがありませんでした。

私たちは短い時間で相手に何かを理解させようとするとき、ついつい相手を納得、説得させようとしてしまい、言葉を一杯投げかけます。そしてそのとき、「あなたのためにこう言ってるのよ」と言わんばかりに、言葉で追めてしまいます。今の若者たちは、親から説得させられるとキレる人が多いのは、「あなたのためのに」が本当に自分のためのように聞こえないというのです。「親のため」「家のため」「学校のため」「会社のため」なのに、あたかも自分のためのように言われる説得には、いやな気がします。人は納得、説得させられるとき、これは誰の必要のために言われているのかを見抜いてしまうのです。

マザー・テレサは言葉に頼らず、五感を大切に使っておられました。

「死を待つ人の家」という名の施設に入ると、出会う人々に挨拶をし、声をかけられました。出会いには二種類あります。通り過ぎる出会いと、立ち止まる出会いです。「おはようございます」と言って通り過ぎる。しかしマザーは、痩せ切ってぐったりしている一人の男性のもとに行き、そこに立ち止まってやさしくその方の手を握りました。立ち止まる出会いにはインパクトがあります。そばまでわざわざ来てくれていることを感じたその人は、誰が手を握ってくれているのだろうと思ったのでしょう。しばらく閉眼していた目を一生懸命開《あ》けようとしたのです。何回も開ける努力をされているように見えました。しばらく閉眼を続けていたために、簡単に開きませんでしたが、マザーは今か今かと腰を曲げて、その方の目を一心に見つめ待っておられたので、やっと目が開いたとき、互いに見つめ合う姿を、テレビはとらえました。

誰かに見つめてもらったことが、最近ありますか。夫婦で話すときも、親子で話すときも、きちんと目を見て話すということがあまりないという家族がふえています。かわいいペットの犬が、食事をしている自分を一心に見つめ、何か食べ物がもらえないだろうかと待っている姿に喜んでいる人がいます。とするならば、人から見つめられる行為には迫力があります。心に深く残るのです。

マザーは心をこめて、その方を見つめておられました。その目に吸い込まれそうになるかのように、その方もじっとマザーを見ておられました。その見つめ合っていた時間は、数十秒のことでした。でもその方にとって、マザーの存在感が、マザーがいなくなったあとにも余韻として残るほど、大きく心に残ったにちがいありません。

見つめられること、それは自分への関心を示しています。子どもたちは、親からの自分への温かい眼差しが必要なのです。見つめられて、愛されていることを感じ、人を信頼することを学んでいくからです。

悟る努力

さて、マザーは次に痩せてしまったその人の背中に手を回して少し起こし、コップに入っていたスープを、スプーンですくってその方の口に数回運びました。スープを飲みながら、その方は何を思っておられたのでしょう。

ホスピスに入院してこられる患者さん方がよく話題とされるのは、食べ物の話です。幼いときによく食べていたもの、おふくろの手料理、好物、思い出に残った食べ物について話されます。病気のために、思うように食べられなかったり、口の中で以前の味がしなかったりすることがあるので、余計に食べ物に対する執着が出てくるのかもしれません。そして多くの患者さん方は晩年、おふくろの味を思い出して話されます。食べ物には、人生を想起する力があるようです。

いつだったか電車に乗っていたとき、隣に座った小学生、おそらく一年生か二年生ぐらいの二人の女の子の会話が耳に入ってきました。一人の子が友だちに聞きました。

「お母さんが作ってくれるお料理で、何が好き?」と。ハンバーグ、カレー、コロッケ、それともうどん系かなと、私は思いめぐらしていました。ところが問われたその子は、一生懸命考えてはいるのですが、答えられないのです。問いかけたほうの女の子は、忍耐強く返事を待っていました。そしてやっとのことでこう返答したのです。

「お母さんね、時々ホットケーキをチンしてくれるよ」。つまり「冷凍食品のホットケーキを温めてくれるよ」と言ったのです。

いまや、おふくろの味は危機状態です。人生の晩年、思い出せる味がないということです。料理が上手、下手の問題ではなく、懐かしい味がないというのは、なんと寂しいことでしょうか。

先日、四十代の患者さんは、お母さんが作ってくれていた巻き寿司のことを、七十代の患者さんは、おばあちゃんが作ってくれたかしわ餅の話を、楽しそうにされました。

家庭の味を持って育つことは、人生を豊かに生きる第一歩になります。そして晩年、楽しく思い出せるエピソードとなるのです。

マザー・テレサの話にもどしたいと思いますが、もし、マザーがスープを飲ませたこの行為がタイムリーだったらどうでしょうか。タイムリーな行為とは、のどが渇いたな、何か飲みたいなとちょうど思っていたときに、マザーが飲ませてくれたとしたら、その人はどんな思いになるでしょうか。

私はかつて、病院で勤務する薬剤師でした。転職して心のケア担当者となり、またゼロからの出発のような気持ちで、二つ目の働きのスタートを切ったのです。その当時、多くの患者さんから信頼され、慕われていたナースがおりました。どの患者さんのところにうかがっても、あのナースのような働きができる人になってほしいと言われていました。

それである日、そのナースに廊下で声をかけました。当時、そのナースの方は四十代後半で、二十代後半の私にとっては、お声をかけるのは勇気のいることでした。

「どの病室にまいりましても、すばらしいナースの方だよと、あなたのことが話題になります。あなたのようになりなさいと、患者さんからいつも言われていますが、何か気をつけておられることがありますでしょうか」

そのナースは、患者さん方のお声をまず素直に喜ばれました。そして、「とくに気をつけていることは何かしらね」と言いながら、「私ね、よい緊張感を持って仕事してるのよ」と言われたのです。こんなベテランナースが緊張感？と最初は思いましたが、ベテランになればなるほど、大切なものだと思うようになりました。緊張感を持つことで見えてくるものは何か。空気を読むことができ、相手の必要としているものが見えてくる可能性があります。相手の思いを読みとれるかもしれません。何かに気がつこうという思いを持つことを、彼女は「よい緊張感を持って」と表現したのでした。

患者さん方に実際「あのナースのどういうところがすばらしいのですか」と問うと、「あのナースは、言わぬ先から動いている」とのことでした。つまり、こちらから言う前に、必要に気づいてくれるというのです。まさしく「一言うて十悟る」ような人だということでした。悟れる人というのは、ボーっとしている人ではなく、努力をしている人です。気づこうとする努力をしている人です。

そして自分の思いを先取りして気づいてくれる人がいたら、その人に言いたくなりませんか。「どうして私の気持ちがわかったの」と。

たとえば、ほしいなと思っていたものをプレゼントされたとします。うれしいですよね。ともに、プレゼントしてくださった方に「どうして私がこれをほしいと思っていたことがわかったの」と言いたくなりませんか。

人は自分の気持ちを悟ってくれる人と出会うと、その人に対して深い信頼を持つようになります。

一言うて十悟るのは無理としても、五ぐらいは悟れる人になりたいものです。マザー・テレサは、長年よき援助者でした。それは天性だけによるものではなく、人の心を見抜いたり、人が必要とするものを悟るために、気づく努力をされていたにちがいありません。

立ち止まる心の余裕

私はかつて、アメリカ人のスタッフと八年余り一緒に働いたことがありました。彼から見ると、私の働き方は、忙しさをまき散らしているように見えたのでしょう。

ある日、彼からこう言われました。

「沼野さん、もっと暇そうに仕事をしてください」。暇そうという言葉に、引っかかりを感じた私は、「暇そうにしたら、首がとびます」と言い返したのです。

日本人は、忙しさを美徳とします。相手に対して「ご多忙の中、おいでいただき」とご挨拶します。相手の方を多忙と決めつけることが、丁重なマナーとされています。また暇という言葉は、職場では怠慢さをイメージしてしまう、誤解を招きやすい言葉です。

彼は、私が言い返すと「自分が言いたいのは別の意味で、その日本語が今思い出せない。だから、思い当たる言葉を言ってみてほしい」と言いました。私が似たような言葉をいくつか言ってみると、彼は「それ、それ、その言葉を言いたかった」と。彼がそれと言った言葉は「余裕」でした。

彼の考えでは、他者とともに歩もうと思ったら、周りの人々にとって近づきやすい人に自分がならなければならない。自分の周りに人が集まってくるようでなければならない。忙しそうにしていると、人はその人のそばに行きにくいものだ。声をかけると、必ず自分のほうを向いてくれる人を、人は探している。余裕というのは、暇になってはじめて持てるものではない。本当は忙しくても、きちんと必要なときに、その人のために、あることのために時間が作れる人がいるというのです。

彼の考えに、当時なるほどと思いました。確かに人は、自分のほうを向いてくれそうな人を探します。道に迷い、駅までの行き方がわからなくなったとき、通りがかりの人に尋ねるときも人を選びます。全速力で走っている人を呼びとめようとは思いません。声をかけてもふりむいてくれない人はいやなのです。つまり無視されること、適当にかわされることは傷つくことということを知っているからです。人に道を尋ねるときですらこんな思いがあるのですから、ましてや病気のときや悩んでいるときには、誰に自分の思いを打ち明けようかと人を選びます。どんなに忙しい人であっても、声をかければその人は必ず自分のほうを向いて、時間を作ってくれると思える人のそばに、人は寄っていくのです。

その彼自身が言うだけあって、それを実行している人でした。自分のオフィスは、ドアを閉めることなく、いつも開かれていて、誰でもいつでもどうぞ、という空気が漂っていました。そして相談者がやってきたら、三六〇度回る椅子をその人と向き合えるように動かし、机の上でしていた仕事をすべてやめて、その人の話を背中を丸めて一心に聞いておられたお姿を、今懐かしく思い出します。彼にとって、相談者が語る日本語を全部聞き取るのに努力が必要でした。一生懸命に語る人の目を見て、語る言葉の意味を理解しようとしていました。彼の懸命なこの聴く姿が、そうさせていたのでしょうか。相談者は早く満足して帰られるのです。

私はいつもその様子を見ていて、大事なことを学びました。

人に話を聴いてもらうとき、費やしてもらった時間で満足するのではなく、聴いてくださった方の態度で、相談者は満足することができるのだということです。つまり、二時間聴いたからといって、相手が満足するとは限らず、たとえ十分でも、「聴いてくださってありがとう」と言われることがあるということです。

家庭ではどうでしょうか。子どもたちはお父さんやお母さんに話しかけやすいのでしょうか。悩んでいたり、迷っていたりするとき、お父さんやお母さんに相談に乗ってもらいたいと思っても、とても言える雰囲気ではないと子どもたちが感じるならば、残念なことです。どんなに多忙であっても、家族の一員の悩みに向き合える、心の余裕を持っていたいものです。

マザー・テレサは晩年、とてもお忙しい日々を送っておられたとお聞きしています。しかし、人々とのかかわりの中で、今を必要とする方々の話を立ち止まって聴くことのできる方でした。どんなに忙しい生活になっても、人を大切にする心の余裕を持ち続けた人でした。

心に届けるメッセージ

マザー・テレサの生前の活動番組を見ながら、マザーはどういう思いでこの施設をお作りになられたんだろう、と思いました。スラム街で倒れている人の中で、もう回復のための手当が必要でない方が送られてくる施設です。何のために作られたのだろうと思いながらこの番組を見ていたとき、私にはこんな風に思えました。

マザーは、運ばれてくる方々が、もう治療ができず、命を助けてあげることができないことに心を痛めておられたことでしょう。その方々の死を覚悟しながらも、なお彼らが旅立つまでの間に、伝えなければならないメッセージがあることをご存じだったようです。このまま旅立たせてしまってはいけないという強い思いと、彼らの心に大切なメッセージを届けるために、「死を待つ人の家」という施設ができたように感じました。

そのメッセージとは、「あなたは大切な人なんだよ」ということです。人は他者から大切にされ、愛されていると感じて初めて、自分の価値に気がつくのです。自分は大切にされるだけの値うちのある人間なんだと思えるということです。マザーは五感を使って、その方に一生懸命伝えようとしていました。一人の方にかけた時間はたった五分ほどでしたが、強烈な印象が残るかかわり方を、実に自然な姿で行っておられました。この方がスラム街での人生に悔しさを持ち、自分の人生って何だったのだろうと思っていたとしたら、こんなことだったら生まれてこなきゃよかったと思っていたとしたら、どうでしょうか。マザーにはそんな言葉にならぬ人の心の叫びが聞こえていたのかもしれません。

マザーは、運ばれてくる一人一人の方々に、言葉以上に行いをもって伝えたかったのでしょう。あなたは大切な人なんだと。人生を終えるにあたって、自分は愛されていると感じてほしい、自分は今日まで生きてきてよかった、自分は生まれてきてよかったと思ってほしいと、マザーは心から願っておられたにちがいありません。

仕事の帰り、塾帰りの小学生と同じ電車になることがあります。低学年の子どもたちは、恥じらいもなく、返ってきたテストを大きく広げて見せ合います。八四点の男の子が、ふっと隣

も同じ問題があることを感じておられました。

の子の点数を見ると九二点。さすがに負けたという表情をしました。競争心は低学年の児童にも十分にあります。八四点の男の子は九二点の男の子に向かって言い出しました。

「お兄ちゃんはね、この間算数のテスト一〇〇点だったんだ。お兄ちゃんは読書感想文、選ばれたんだ。お兄ちゃん、運動会のとき、走るのが速くて一番だったよ」

自分自身では勝てないと思ったその子は、お兄さんを引き合いに出し、自慢しました。そしてやがて、その子が言った言葉「お兄ちゃんは、何でもできる。でもぼくなんて……」。自分を卑下し、「ぼくなんて」の次にくる言葉は「どうでもいい」と言っているように聞こえました。

「自分なんてどうでもいい」。自分の価値を知らない人の言葉です。お父さんとお母さんはもちろん、お兄ちゃんもその子もどちらも愛し、大切に育ててこられたはずです。しかし、お兄ちゃんのほうがほめる機会が多かったのかもしれません。学業に関しては、お兄ちゃんのほうが優れているのでしょう。しかし、その子も、言葉と行為を通して両親から愛されていると、十分に感じる必要があります。自分は大切にされていると感じている人は、自分を粗末にすることはありません。自分の命を大切にできる人は、他者の命を大切にできるはずです。

マザーがかつて日本に来られたとき、豊かな日本の姿を見てまわられました。しかし日本にも同じ問題があることを感じておられました。

あるとき、八十二歳の女性の患者さんが入院してこられました。その日の夕方にご挨拶にうかがうと、その方は「これからよろしくお願いします」と丁寧に言われたあとに、ぽそっと、「私の人生、ちっともいい事がなかった」と口にされました。

「八十年余り生きてこられたら、いい事と悪い事の両方がおありだったんですね」と申すと、その方は急にイライラした口調になり、「私の人生、いい事がなかったと言ってるでしょう。私の人生不幸だったと言ってるでしょう」と言われました。私の言い方に腹を立てられ、その方を追い詰めて、「私の人生不幸でした」と、人生を全面否定させてしまったことに、申し訳なさを感じてしまいました。とともに、こんな思いで旅立たせてはいけないと強く思いました。

それから、その方を訪問するたびに、小さな質問を作って、幼い頃からの思い出を少しずつ語っていただき、思い出したくないことは飛ばして、楽しんでいただけるように配慮しました。

一か月半がたった頃、その方はにっこりして言われました。

「私の人生、結構楽しいこともあったんですね」と。

その方の笑顔を見て、本当にうれしくなりました。

病気が治らず旅立ってしまうこと、それは私にとって悔しいことです。しかし病気という原因だけでなく、生まれてきた以上、いつの日か、私たちはこの世を去らなければなりません。そのとき、生まれてこなければよかったという気持ちでこの世を去ることほど寂しいことはないと思ってきました。

ホスピスでは、完治することを目標にすることはできませんが、他者から大切にされる思いをたくさん持っていただきたいと願っています。そして最後の日まで、生きてよかった、生まれてきたことはよかったと思える日々でありますようにと、マザー・テレサのように、願いと祈りをこめてかかわる努力を重ねてまいりたいと思います。

なお続くかかわり

ある公民館で講演したときのことです。講演会後、待っていてくださる方がいました。かつて入院されていた患者さんのＴさんの奥様と娘さんでした。旅立ってしまわれてからもう五年はたっていたでしょうか。お元気にされているご家族の方と後日お会いするのはうれしいものです。奥様が「わが家に寄られませんか」と言って、ご自宅に連れていってくださいました。

Ｔさんもホスピスに入る前、ご自宅で生活されていたはずでした。

「ここにベッドを置いて、主人はいつもここから外をながめていました」と奥様が言われました。患者さんのＴさんのことを懐かしく、その日は思い出していました。

ホスピスにご入院中に、その方を知り得るには限界があります。時間的にも十分ではありませんし、病室という施設の一角ではどうしても話題が限られてしまいます。ある程度のお出会いをして、お別れをしているようなものですが、お別れをしてからも、その患者さんとのかかわりは続いているように思うことがあります。

Tさんが何を見て、何を考えておられたのか、後日知り得て、当時おっしゃっておられた言葉の意味がわかるという体験をその日もしたのです。

四十代のAさんは、ご入院中、家族の話をよくされました。十二月に入ったある日、神戸のルミナリエの話になり、Aさんは去年見に行ったと言われました。

「去年、私、子どもたちを連れて見に行ったのよ。去年はそんなことがまだできたのね。あのときはまだ歩けていたものね。ルミナリエの場所は、たくさんの人で、最初にライトが点灯するとき、思わず声が出るほど感動的だった。少しずつ前進しながら光の国へ入っていくような気持ちだったな。まるで天国みたいだなと思えたよ」と話されました。

Aさんが見た光の祭典を当時まだ見たことがなかった私は、感動の思いがそのときよくわかりませんでした。

彼女が旅立った翌年、私は初めてルミナリエに行きました。「まるで天国みたいだったよ」と言われた言葉が、私の心に残っていました。Aさんが見て感動したものを私も見たいと思いました。そしてそうすることで、Aさんの思いに近づけるような気持ちがしました。会場はたくさんの人で、少しずつ前進しながら、みごとな光の祭典にうっとりしてしまいました。Aさんはあの当時、病気を抱えながら、この光の祭典をどんな思いで見ておられたのだろう。このまばゆい美しさを「天国のようだ」と言われたこの表現には、どんな思いをこめておられたのだろうなどと、思いめぐらしていました。

Aさんとお別れしてからも、ルミナリエと聞くとAさんのことを思い出します。そしてルミナリエに行ったあの日、Aさんの思いに少し近づけた喜びとともに、Aさんもこの群衆の中のどこかにいるような懐かしい気持ちになりました。

三十代のSさんの状態が悪化し、旅立つ前日に訪問したとき、Sさんが私に向かって、「元気で羨ましいな。○○店のソフトクリーム、食べたいな」とぼんやりした意識でつぶやいたのです。その店は、その日お休みで、ソフトクリームを彼女のもとに運ぶことができませんでした。Sさんは調子がまだよかった頃、ショッピングに行ったときに、その店のソフトクリームを食べていたこと、そしてその店の味が好きだったことをよく話していました。最後にたとえ一口でもあのソフトクリームを食べさせてあげたかったと、当時、悔いる気持ちがありました。そして後日、その店のソフトクリームを買い求めて食べてみました。Sさんがこの近辺によく来て食べている姿を想像し、彼女の人生の一面にふれることができ、懐かしさを感じました。今でもその近くを通るとSさんのことを思い出し、彼女が食べたかったソフトクリームを食べることにしています。

患者さんが行きたいと言われていた場所へ行ってみたとき、当時を思い出します。患者さんとの会話の中で話題となった物や場所、音楽、食べ物等、後日、それらにふれたとき、その方を思い出すことがよくあります。そして時間がたった分だけ、当時とは違った見方で、その患者さんの思いが心に届くことがあるのです。

旅立ってしまわれた方々は、きっと言っておられるのでしょう。

「私のことを忘れないでね。思い出のものをたくさん置いていったので、それらを目にしたり耳にしたり、思い出の場所を訪れたとき、私を思い出してください。私が語ったことも思い出してください。いろんな機会に思い出してもらえることが私の喜びです。私はあなたの心の中で生き続けたいと思っています」と。

あとがき

薬剤師として病院で勤務するようになったのが、今から三十一年前の春。途中で転職をし、チャプレンとカウンセラーになり、心のケア担当者として、病院で勤務してまいりました。内科、外科、脳外科、整形外科、小児科、婦人科等、いろいろな科の病棟や透析室におられる患者さんを、重症・軽症に関係なく訪問し、病院中を駆け回って働いてきました。やがて日本にホスピスが開設されるようになり、二十六年前の春からは、ホスピス病棟にもかかわるようになりました。そして八年前からは、いくつかのホスピス・緩和ケア病棟を兼務して勤務しています。

ホスピスで多くの出会いをいただいてきました。そして、実にさまざまな家族の姿を見せていただいたように思います。完全な家族の姿というものはありません。ある女性の患者さんは、ある日、こう言われました。

「私は、ちょうどよい家族を持つことができました。ちょうどよい夫を持ち、ちょうどよい息子と娘を持ちました。私にとって、ちょうどよかった」と。彼女は続けて、がんになったことも、がんのために歩けなくなったことも、ちょうどよい病気になったと言われました。

自分の人生を振り返るときに、すべてを「私にとってちょうどよかった」と思えることに私はとても心打たれました。私にとってのちょうどよい人生。そしてちょうどよい家族を持てていることを、元気なときから感謝できる者でありたいと思います。

二〇〇一年九月十一日、アメリカで同時多発テロ事件があったあと、ホスピスにおられる患者さん方が、連日テレビを食い入るように見られ、これから世界はどうなっていくのだろうと心配されていました。そして何人もの患者さんから言われました。

「世の中はどうなっていくのかな。恐ろしいことが起こってしまったね。これからは、しておきたいことは何でも早くしておいたほうがいいよ。いつまでも人生があるわけではないのだから」。最期の日々を送っておられる方々から言われると、説得力があります。大切なことは先延ばしにせずにしておいたほうがいいよというアドバイスは、私の心にしっかりと届きました。

九月十一日から六日後の九月十七日は、私の誕生日でした。その日、私は照れくさくて今まで言えなかった思いを、初めて母に伝えました。

「産んでくれて、ありがとう」

すると母は、きちんと返答してくれました。

「生まれてくれて、ありがとう」と。

母の思いは、なんとなくわかっているつもりでしたが、やはりきちんと言ってもらえることには特別の思いがこみあげてきました。とてもうれしかったのです。

あれから毎年の誕生日に、母に伝えられるようになりました。そして八十代になった母に、いつまで伝え続けることができるのだろうと寂しさを感じるようにもなってきました。いつまでも元気でいてほしいと願いながらも、家族がこの世で一緒にいられるのにも限りがあることを心にとめなければならないと思っています。

昨年の五月、明石書店の森本直樹氏より、執筆依頼のお手紙を受け取りました。一般読者向けの「家族の絆」をテーマにした本を書いてくださいという内容でした。患者さんやご家族のみなさまが、ありのまま見せてくださった絆の物語を思い出せる限り思い出し、その中から強烈に私の心に残っているものをもとにして書かせていただきました。個人のプライバシーが守られるように大幅に修正を加えているところもあります。もっと元気なうちからこう生きておけばよかったという後悔が、人生の先輩から後輩に分かち合われることは大切だと思ってきました。それゆえに、病める方とご家族の貴重な体験とお言葉を活字にしてお分かちさせていただくことにいたしました。

また、心に残ったエピソードもところどころに加えました。この本が一人でも多くの方々の手に届くことを願っております。

執筆の機会をいただき、この本ができるにあたって大変お世話になりました森本直樹氏に、心よりお礼申し上げます。大切な日々の中で、心に響く教えを伝えてくださった患者さんとご家族のみなさまに、深く感謝申し上げます。そして最後に、心のケアの大切さを理解し、遠くから近くから応援してくださっている恩師・真の仲間と友人に、感謝の気持ちを表します。

二〇一〇年二月

沼野尚美

著者紹介

沼野尚美（ぬまの・なおみ）

1956年大阪市生まれ。武庫川女子大学薬学部卒業。神戸ルーテル神学校修士課程修了。米国ゴンザガ大学宗教部宣教コース修了。ケンシントン大学大学院行動科学研究科修士課程修了（心理学・カウンセリング専攻）。病院薬剤師から病院チャプレンとカウンセラーに転職。チャプレンとしては淀川キリスト教病院、姫路聖マリア病院などに勤務の後、カウンセラーとしては日本バプテスト病院などを経て、現在、宝塚市立病院緩和ケア病棟、神戸中央病院にてチャプレンとカウンセラーを兼職。著書に『生と死を抱きしめて――ホスピスのがん患者さんが教えてくれた生きる意味』『救いは苦しみの中にある――ホスピスチャプレンが出会った癒やしと安らぎの言葉』（以上、明石書店）、『癒されて旅立ちたい――ホスピスチャプレン物語』『共に生きる道――ホスピスチャプレン物語』『満足して死に逝く為に――ホスピスチャプレンが見た「老い」の叫び』（以上、佼成出版社）。また、講演記録として、CDセレクション・ラジオ深夜便「こころの危機に向き合う時」「生きるということ」（NHKサービスセンター）がある。

いのちと家族の絆
――がん家族のこころの風景

2010年3月20日　初版第1刷発行
2018年1月19日　初版第8刷発行

著　者　沼　野　尚　美
発行者　大　江　道　雅
発行所　株式会社　明石書店

〒101-0021　東京都千代田区外神田6-9-5
電　話　03（5818）1171
FAX　03（5818）1174
振　替　00100-7-24505
http://www.akashi.co.jp

装幀　松田行正＋山田知子
印刷　株式会社文化カラー印刷
製本　本間製本株式会社

（定価はカバーに表示してあります）　ISBN978-4-7503-3158-4